Benita Cantieni

Tiger Feeling® garantiert!

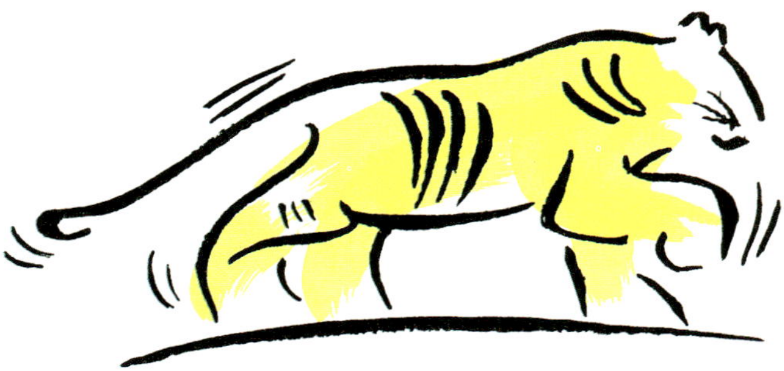

Benita Cantieni

Tiger Feeling® garantiert!

36 Übungen, mit denen Sie Ihren Beckenboden sofort finden und im Alltag effektvoll einsetzen

südwest

Für Leonardo

1.–3. Auflage by Verlag Gesundheit
4. Auflage November 2001 by Südwest Verlag

Umschlaggestaltung: Bauer + Möhring, Berlin
Umschlagfoto: Ralf Mohr, Hannover
Produktion und Layout: tiff.any GmbH, Berlin
Druck und Verarbeitung: Westermann Druck Zwickau GmbH

Printed in Germany 2001

ISBN 3-517-06589-7

Inhalt

Mein Beckenbodentraining – Gedanken vorab

Dies ist ein Lern-Übungs-Arbeits-Buch. Für die Körperintelligenz. Und der Wert dieses Buches leitet sich ausschließlich daraus ab, was Sie umsetzen.

„Warum kommen in Ihrem Buch eigentlich nur Frauen vor", fragten mich viele, viele Männer, „haben wir keinen Beckenboden?"

Doch, natürlich, lieber Mann, auch Sie haben einen Beckenboden. Meine These von der evolutionär vernachlässigten Muskelgruppe am unteren Ende des knöchernen Beckens war neu und kühn. Ich fühlte mich wie ein junger Fuchs auf dünnem Eis. Die Riege der anatomisch Gebildeten rümpfte die Nase, ach, Quereinsteigerin, Fantastin. Und so ging ich auf Nummer Sicher – und schrieb über den Beckenboden der Frau. Den kenne ich sehr gut. Aus eigener Erfahrung. Und aus den Erfahrungen, die tausende Frauen mit meinem Training machten – und machen.

Die Nummer Sicher hat sich gelohnt. Tiger Feeling – Das sinnliche Beckenbodentraining bekam von Seiten der Ärzte – vorab Gynäkologen – nur Lob. Inzwischen arbeiten ein paar hundert Hebammen und Therapeuten mit meiner Methode. Bauen sie ein in andere Methoden, kombinieren sie mit herkömmlichen Therapien. Aerobic-Instruktoren verstehen das Konzept, verweben es mit ihren Programmen. „Jetzt weiß ich, dass die Nässe an den Innenschenkeln nach dem Training in den seltensten Fällen von Schweiß herrührt", fasste Andrea N. ihre Erfahrungen zusammen, „das war Nass aus der Blase."

Wer mit *richtig* integriertem Beckenboden und der daraus resultierenden aufrechten Haltung Krafttraining macht, holt aus der Plackerei das Maximum heraus – an Kraft *und* Schönheit. Muskeln, die in der optimalen Haltung gekräftigt werden, sind auch der ideale Schutz vor Verletzungen und Abnutzung durch falschen Gebrauch. Das gilt auch für Sport. Meine angewandte funktionelle Anatomie erleichtert die Koordination in Bewegung. Golfen, Tennisspielen, Schwimmen, Skaten, Radfahren, Snowboarden, Yoga, Skilaufen – alles wird einfacher, sicherer. (Fußballern anhand ihrer Beinhaltung voraussagen, für welche Verletzungen sie anfällig sind – das können andere auch.

Ich kann ihnen zeigen, wie sie die Verletzung verhindern können, indem sie die Beinhaltung anatomisch ausrichten und stabilisieren und in dieser Haltung trainieren. Meine Methode kann das.)

Was ich damit sagen will: „Mein" Beckenbodentraining ist keine Lebensanschauung, keine Fitnessphilosophie. Es ist einfach nur ein Kapitel in der Entwicklung des aufrechten Ganges des Menschen. Diese Entwicklung fordert unser bewusstes Zutun. Ist also eine Art körperliche Spiritualität. Ich benutze den Geist, um meinen Körper zu verfeinern. Nachdem der Körper dem Geist die Chance gab sich zu entwickeln, ein angemessenes Gastgeschenk.

Mit meinem Beckenbodentraining lassen sich gesundheitliche Schäden und Beschwerden, verursacht durch die Schwächung des Beckenbodens, heilen und lindern.

Kommen Sie, ich zeige Ihnen, wie's geht.

Ihre
Benita Cantieni

Folgen der Beckenbodenschwäche

Gesundheit

- Senkung von Blase, Gebärmutter
- Hernien – Eingeweidebrüche, fachsprachlich „Heraustreten von Teilen eines Organs oder von Gewebe durch eine nicht vorgebildete, abnorme Körperöffnung" (Das Wörterbuch medizinischer Fachausdrücke, Duden), Leistenbruch
- Ausweitung der Vagina
- Orgasmusschwierigkeiten bei der Frau
- Impotenz beim Mann
- Hämorrhoiden
- Rückenbeschwerden, Kreuzschmerzen, Hohlrücken, Flachrücken
- Arthrose der Hüftgelenke, Knie
- Inkontinenz
- Beschwerden durch Kompensation der Haltung, z. B. chronische Verspannung der Schultern, Rundrücken
- Knieprobleme
- Fußdeformationen, „schwere Beine", unförmige Beine
- Venenprobleme, Lymphstau
- Prolaps – Heraustreten von Teilen eines inneren Organs aus einer natürlichen Körperöffnung (Blase, Gebärmutter, Vagina, Darm)

Schönheit

- Erschlaffung der Bauchmuskulatur
- Erschlaffung der Gesäßmuskulatur (Hängepo)
- Erschlaffung der Muskulatur an den Oberschenkeln
- Cellulite, Reiterhosen, unförmige Beine
- Schwellungen an den Beinen, um die Knöchel
- Chronische Fehlhaltung

Der fortgeschrittene Beckenboden

Mein Beckenbodentraining hat sich in den letzten Jahren weiterentwickelt. Bildlich gesehen: Von einem eher plattenförmigen Boden zu einem Netz. Dieses Netz ist vollkommen symmetrisch angelegt und reicht vom Kreuz bis übers Schambein, von Hüftgelenk zu Hüftgelenk, wie eines dieser modernen Zelte, die an die Oper von Sydney erinnern, einfach umgekehrt: Die Muskelplane hält, verstrebt, stützt und schützt alles, was in ihr ist.

So gehe ich heute auch mit meinen Versprechungen viel weiter, gestützt auf die Erfahrungen mit so vielen Frauen und Männern: Der richtig eingesetzte Beckenboden erst macht den Bauch zum Bauch, den Rücken zum Rücken, die Beine zu Beinen. Der richtig eingesetzte Beckenboden ist die ideale Stütze für alle Organe der unteren Körperhälfte. Er ist die perfekte Verpackung für das Skelett. Er ist die vielzitierte Mitte, die dem Menschen Halt gibt. Nicht nur körperlich.

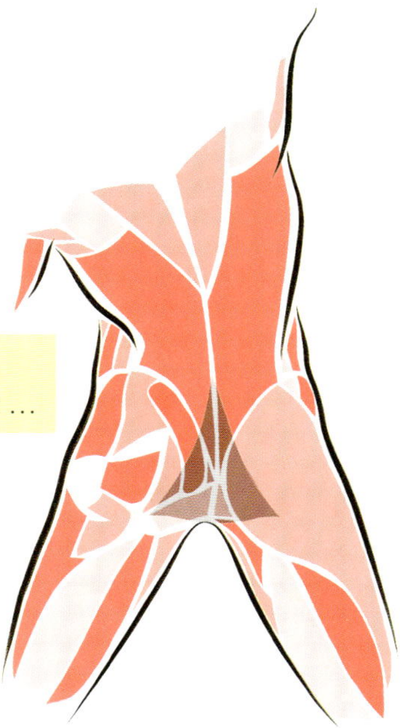

So weit reicht der Beckenboden hinten …

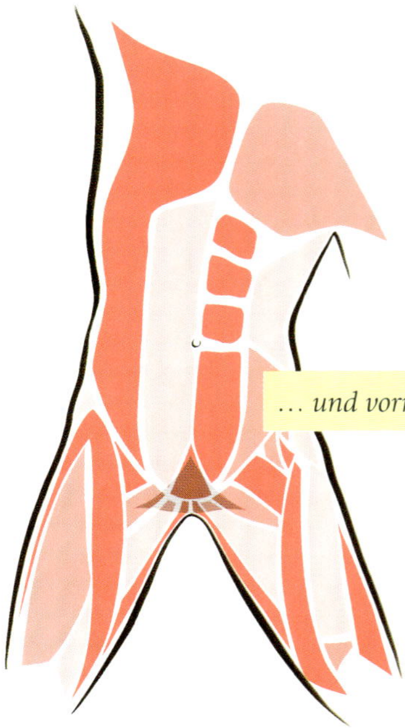

… und vorn

Der gut trainierte und optimal eingesetzte Beckenboden bewirkt:

- eine aufgerichtete, anatomisch gute Haltung ohne Anstrengung
- die Vernetzung aller wichtigen Muskelgruppen des Torsos (nur der Fuß, der Kopf und die Hand sind anatomisch Mikrokosmen und führen fast ein Eigenleben, jedoch nur fast)
- massiert „automatisch" die inneren Organe des Unterleibes
- beugt vielen so genannten Zivilisationskrankheiten vor, vorab erwähnt seien Rückenbeschwerden, Darmträgheit, Erschlaffung und Senkung innerer Organe, Orgasmusschwierigkeiten bei der Frau, Veränderungen der Prostata, Altersinkontinenz, Impotenz beim Mann
- ist eine großartige Altersvorsorge, weil er das knöcherne Becken geschmeidig hält und vor Verletzungen schützt (Steißbein, Kreuzbeingelenke, Hüftgelenke, Oberschenkelhälse)

Sofort auf die Reise machen

Zum Einstimmen: Setzen sich zum Lesen doch einfach beckenbodengerecht hin.
Am Anfang geht's leichter auf einem Stuhl mit fester Sitzfläche. Später können Sie's auch im weichen Sofa und im Autositz und auf dem Fahrrad und im Flugzeug.

Also: Beckenboden 1. Akt auf einem Stuhl.
Geschwind aus den Schuhen schlüpfen, für den intensiven Bodenkontakt. Am vorderen Rand sitzen. Rücken gerade, Kof nach oben, Arme vor dem Körper in Brusthöhe verschränken. Ober- zu Unterschenkel exakt im rechten Winkel. Füße hüftweit auseinander. Das Grundgelenk der Großzehe und den Mittelpunkt der Ferse in den Boden schmelzen lassen. Nehmen Sie sich dafür Zeit.

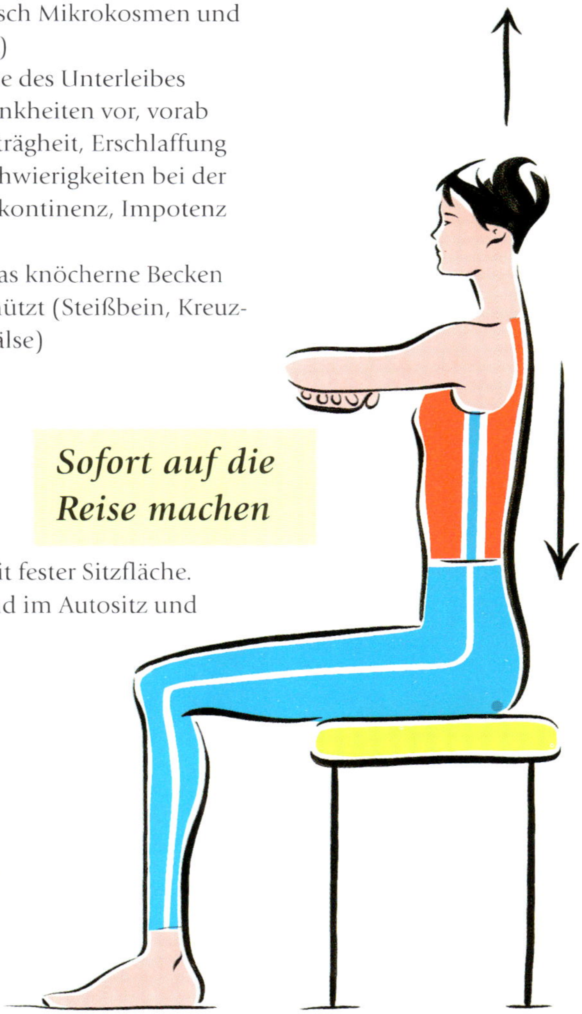

Nein, nicht runterdrücken.
Nicht in den Boden würgen.
Auch nicht stampfen.
Einfach mit dem Boden verschmelzen.

Ja, es ist ein leichtes Gefühl. Je leichter Sie die Leichtigkeit dieser Leichtigkeit zulassen, umso mehr spüren Sie. Zum Beispiel, die Muskeln des Unterschenkels. Und wie sich das Knie automatisch über dem Mittelfuß einpendelt. Wie sich am hinteren Oberschenkel ein leiser Muskelzug fortsetzt und in die Basis des Gesäßes mündet.

Reisen Sie den Muskeln nach.

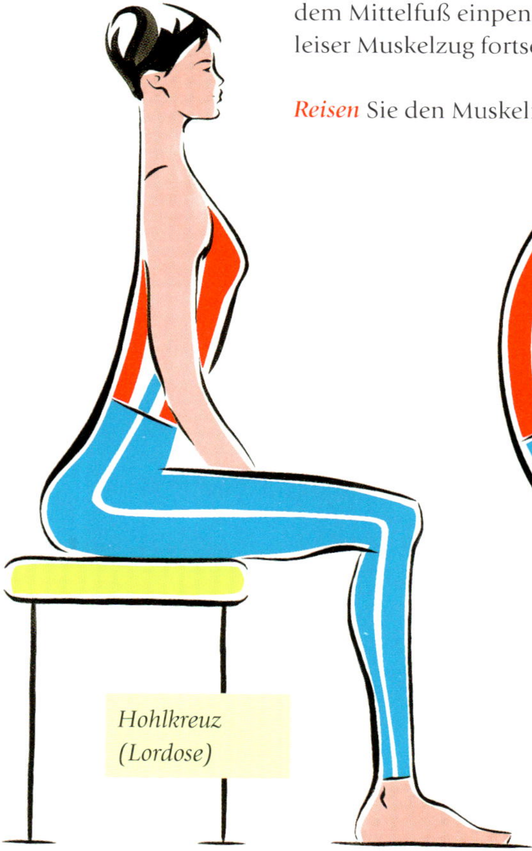

Hohlkreuz (Lordose)

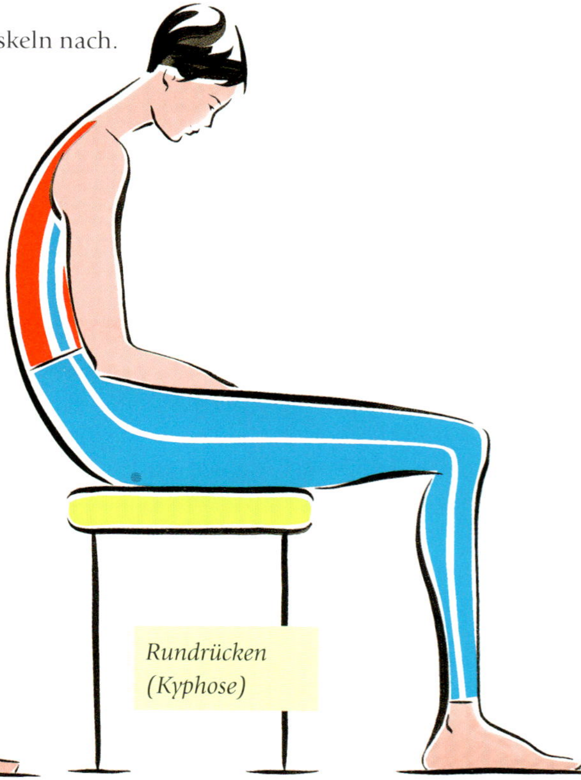

Rundrücken (Kyphose)

Geht nicht? Noch einmal. Großzehengrundgelenk, das ist Ende Zehe, Anfang Ballen. Stellen Sie sich vor, aus der Ferse wachse ein Stilettoabsatz – stimmt, Heimvorteil für Frauen. Diese beiden Punkte fließen in den Boden.

Ziehen Sie das Unterbein lang, stellen Sie sich vor, zwischen Fuß und Knie werde das Bein einfach länger. Machen Sie das wie vor einer geographischen Reise, zuerst in der Vorstellung im Kopf, dann Echtzeit. Das Knie lassen Sie links liegen. Wenn sich Ferse und Zehenballen gelöst haben, einfach wieder auf den Boden legen und verankern. Weiterreisen, den Oberschenkel entlang. Bis es nicht mehr weitergeht.

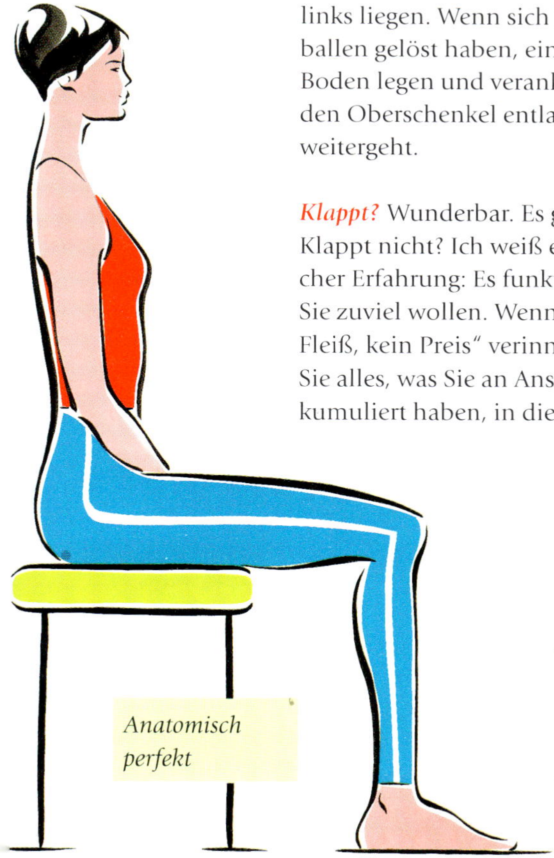

Anatomisch perfekt

Klappt? Wunderbar. Es geht gleich weiter. Klappt nicht? Ich weiß es aus zigtausendfacher Erfahrung: Es funktioniert nicht, wenn Sie zuviel wollen. Wenn Sie die Formel „ohne Fleiß, kein Preis" verinnerlicht haben. Wenn Sie alles, was Sie an Anstrengung im Leben kumuliert haben, in diese Übung packen. Zurück an den Anfang. Denn dieser kleine Anfang ist das Fundament für alles, was in diesem Buch folgt.

Am Ende des Oberschenkels angekommen. Zehenballen und Fersenmitte mit dem Boden verschmelzen. Nun lassen Sie sich auf diese beiden Punkte mitten in der Falte zwischen Po und Bein ein. Ja, Sie haben Recht, das ist nicht das Ende des Oberschenkels, der endet anatomisch im Hüftgelenk. Es ist vielmehr der Knotenpunkt zwischen Bein und Torso. Ein kleiner Knuff am unteren Beckenrand, in der Umgangssprache zutreffend Sitzhöcker genannt. Dreimal dürfen Sie raten, warum er so heißt.

Fersen und Großzehengrundgelenk im Boden verankern. Sofort ans obere Ende der kleinen, leichten Sensation reisen. Super. Sie machen das ganz toll. Jetzt ziehen Sie die beiden Knubbel einfach zusammen. Zur Mitte hin. Und schieben sie gleichzeitig tief ins Stuhlpolster. Die Abbildungen auf den Seiten 12 und 13 zeigen, wie Sie richtig auf den Sitzhöckern sitzen und wie Sie nicht sitzen sollten.

Beim chronischen Hohlkreuzsitzen erschlafft der Beckenboden. Die Bandscheiben im Kreuz kriegen Dauerdruck. Und die Schultern versuchen verzweifelt, alles wieder gut zu machen und verkrampfen sich nachhaltig.

Das Sitzen mit Rundrücken staucht die Lendenwirbel, alle Bandscheiben. Der Nacken muss als Puffer ran – und leidet.

Die anatomisch perfekte Sitzhaltung lässt den Wirbelkörpern und Bandscheiben Raum. Und kräftigt automatisch die Feinmuskulatur, die von Natur – oder eher von der Evolution aus – dazu bestimmt ist, sie lebenslang aufrecht zu halten.

Wenn Sie das Gefühl haben, der Oberkörper hebe sich leicht an: Bravo, bravo, bravo. Machen Sie das ein paarmal. Fersen und Zeh in den Boden, Sitzhöcker zusammenziehen. *Sie haben das Muskelnetz Beckenboden aufgespürt.*

Jetzt kommt meistens die Frage: „Wie weiß ich, dass ich es richtig mache? Das ist so unbekannt und ungewohnt, was ich da fühle." Diese Unsicherheit ist schon ein sehr gutes Zeichen. Es muss sich ungewohnt anfühlen (außer, Sie seien ein Beckenboden-Naturtalent, ein morphogenetischer Trendsetter. Aber dann lesen Sie dieses Buch gar nicht und wundern sich über uns, die wir in Sachen Evolution nachsitzen müssen). Es muss eine vertikale Unsicherheit sein: Der untere Rücken fühlt sich automatisch länger an. Es ist, als schwebten Sie auf dem Stuhl. Sehr viele Frauen sagen, es werde ganz warm im Kreuz, über dem Steißbein. Manche Frauen und Männer schildern, es sei, als möchte sich im Kreuz ein hoher Ton lösen. Und viele halten den Atem an, weil sie befürchten, die köstliche Sensation löse sich auf, sobald sie Luft holen. Geht natürlich nicht, Atem muss sein: ausatmen. Wenn sich dabei die Kontraktion im Beckenboden löst, macht das nichts. Beim Einatmen einfach wieder aktivieren. Ausatmen – lösen, einatmen – aktivieren. Wenn's auf Anhieb klappt: großartig. Wenn nicht: Macht nichts, das Thema kommt wieder.

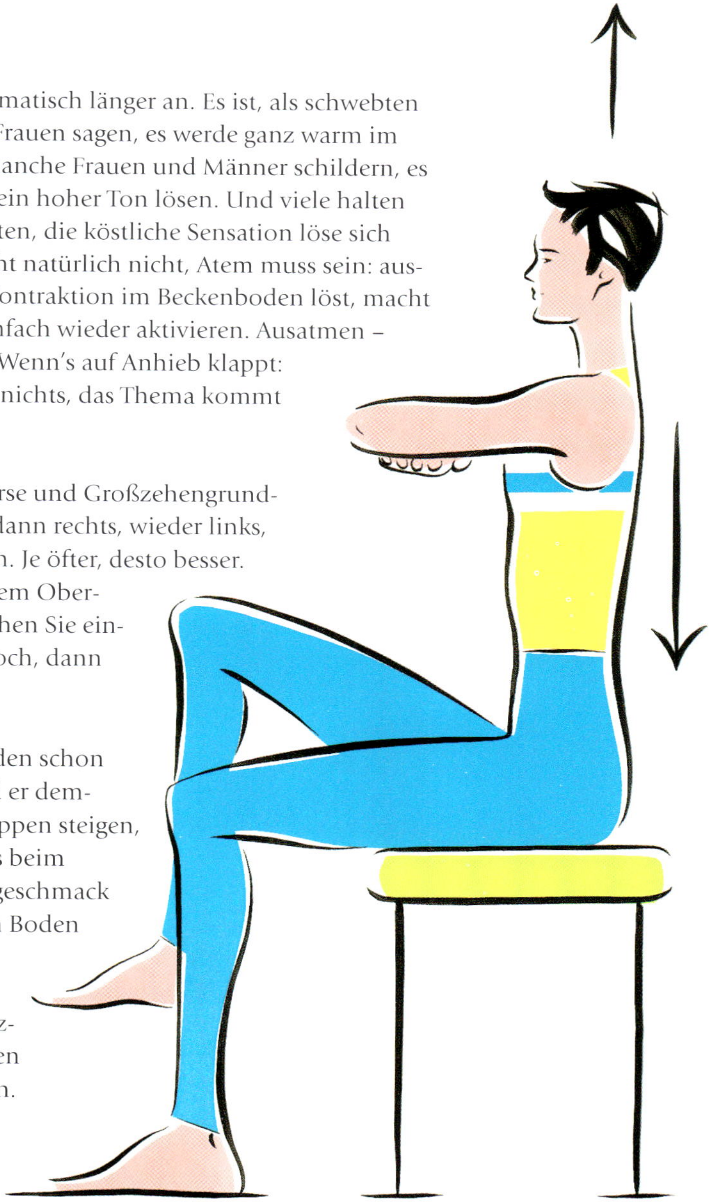

Nächster Schritt: Nur links Ferse und Großzehengrundgelenk in den Boden stoßen, dann rechts, wieder links, wieder rechts, so oft Sie wollen. Je öfter, desto besser. Mit möglichst ruhigem, geradem Oberkörper. Nicht ausweichen. Ziehen Sie einfach den Scheitel zur Decke hoch, dann geht's fast von selbst.

Jetzt setzen Sie den Beckenboden schon koordiniert ein. Genauso wird er demnächst reagieren, wenn sie Treppen steigen, und dann eines schönen Tages beim Gehen. Bei jedem Schritt. Vorgeschmack gefällig? „2-Punkt-Fuß" in den Boden stoßen und sofort 2 cm vom Boden heben. Andere Seite. Experimentieren Sie dieses Sitzgehen, bis Sie Ihren muskulären Hosenboden richtig gut spüren.

Aufrecht sitzen. Füße entspannt auf dem Boden. Grundgelenk der Großzehe und den Mittelpunkt der Ferse in den Boden schieben.

Aha, erwischt. Sie dachten, die Einleitung sei nicht wichtig. Zurück zu Seite 11. Ohne den Beckenbodenbasiskontakt verstehen Sie nichts von dem, was jetzt kommt. Jede Theorie ist nur gut, wenn sie in der Praxis funktioniert. Ich bin eine bekennende Pragmatikerin und führe Sie über das Erleben zur Theorie. Es soll nicht Ihr Kopf den Körper überzeugen, nein, umgekehrt. Öffnen Sie den Geist für das Wissen, das in Ihrem Körper schlummert. Geben Sie Ihrem Körper die Möglichkeit, Ihnen zu zeigen, wie einfach, wie leicht es ist.

Muskeln denken von Natur aus vernetzt

Beckenboden 2. Akt. Sie sitzen aufrecht, Ferse und Grosszehenballen verwachsen mit dem Boden. Der untere Rücken richtet sich dadurch von selbst auf, Sie müssen es nur zulassen. Legen Sie Zeige- und Mittelfinger der rechten oder linken Hand ins Kreuz. Ertasten Sie das Ende des Steißbeines, das Kreuzbein, den ersten Lendenwirbel. Geben Sie mit den Fingern zarten Druck. Gleichzeitig Fersen in den Boden stoßen. Stellen Sie sich vor, wie Sie die Sitzhöcker mit Ihrem Finger verbinden, es wird ein Dreieck, und die Knochen bleiben natürlich da, wo sie sind: Die Muskeln machen's. Die genialen Muskeln der innersten Schicht Ihres genialen Beckenbodens.

Dieses Hochziehen des Beckenbodens am Rücken ist ganz wichtig. Jedesmal, wenn Sie daran denken, den Beckenboden über den Anus hinaus zum Steißbein hochzuziehen, arbeiten Sie mit der innersten, entscheidenden Schicht. Sie läuft fächerartig vom Schambein übers Steißbein, vermählt sich dort mit den Längsmuskeln des Rückens. Gemeinsam entsteht ein Powerpaket für den aufrechten Gang, verstärkt durch das Prinzip von Zug und Gegenzug: Die Fächerschicht der Coccygeus-Muskelfamilie ermöglicht es, den Rücken nach unten zu verlängern und so mehr Raum zu schaffen im Kreuz. Die Längsmuskeln des Rückens (Superteam Musculi longissimi) ziehen nach oben.

Außerdem garantiert diese Ausrichtung des Beckenbodens, dass Sie nicht mit den Muskeln arbeiten, die Ihre Körperöffnungen umschließen. Die Schließmuskeln werden automatisch aktiviert und entspannt, wenn Sie mit der mittleren und der inneren Schicht arbeiten. Aber nicht umgekehrt, die äußerste Schicht kann isoliert arbeiten und hat mit dem eigentlichen Beckenboden wenig zu tun. Sehr wenig.

Also, nicht auf den Anus konzentrieren, Frauen auch weg vom Vaginamuskel. Übertraining dieser Muskeln kann unangenehme Folgen haben – z. B. Hämorrhoiden verstärken, Schmerzen beim Geschlechtsverkehr. Also genau das, was die anatomisch ideal trainierte innerste Schicht behebt und verhindert, kann falsch verstandenes Beckenbodentraining – das leider noch die Regel ist – auslösen. (Namen und Adressen von Therapeuten, die's richtig machen, finden Sie unter www. cantienica.com.)

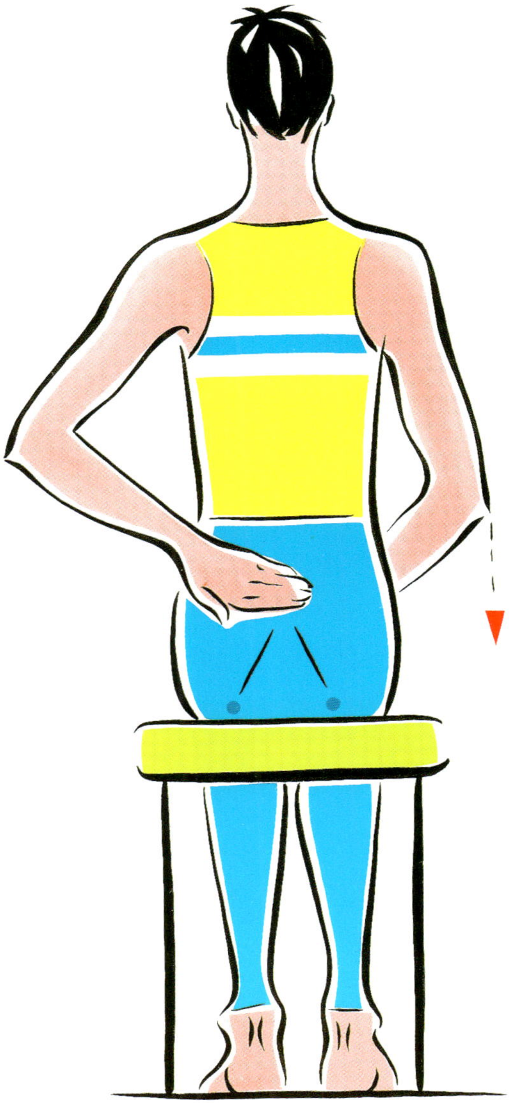

Nächster Schritt: Richten Sie sich vertikal aus. Reisen Sie vom Beckenboden durch die Wirbelsäule zum höchsten Punkt auf dem Kopf. Ziehen Sie diesen Punkt weiter Richtung Himmel. So weit es geht. Atem nicht anhalten. Mund einfach leicht öffnen, die Luft kommen lassen, gehen lassen. Sie wartet nur darauf, Sie zu nähren und am Leben zu erhalten. Schultern entspannen, Bauch entspannen.

Sitzhöcker mal wieder lösen, wieder

zusammenziehen, lösen, zusammenziehen. Mit der Hand im Kreuz – doch, natürlich liegt sie noch da, wo sonst? –, schieben Sie jetzt das Steißbein nach unten, während Sie gleichzeitig den höchsten Scheitelpunkt nach oben ziehen. Klingt nur paradox. Sie öffnen mit dieser klitzekleinen Übung das Kreuz. Schaffen mehr Platz für die Wirbel und die Kreuzbeine und das Steißbein. Sie nehmen den Druck von den Bandscheiben der Lendenwirbel, die am meisten belastet werden.

So, jetzt gilt es nur noch, das neue Muster auf Ihrer Festplatte zu sichern und alle alten, weniger tauglichen Körpergewohnheiten zu löschen.

Wenn Sie sich seit vielen Jahren nach dem Mehlsackprinzip aufrecht hielten, ist diese neue Ausrichtung im Sitzen am Anfang anstrengend. Aber nur am Anfang. Sobald die neue Haltung in Fleisch und Blut und Knochen übergegangen ist, ist es umgekehrt: Aufrecht sitzen ist ganz leicht, nachlässig fläzen sehr anstrengend, wenn nicht sogar schmerzhaft. Am Anfang hilft es, wenn Sie sich an eine Wand oder an einen großen Gymnastikball lehnen. Wenn's wirklich anstrengend ist: Im Liegen üben. Der Boden ist ein guter Lehrmeister, geduldig und unnachgiebig zugleich.

Jacke was Hose und Liegen was Stehen

Für diese Übung brauchen Sie zwei Tennisbälle und einen Luftballon.

Oder zwei Luftballone und einen Tennisball.

Die Luftballone leicht aufblasen, etwa auf Grapefruitgröße.

Wenn Sie eine Gymnastikmatte haben, legen Sie sich darauf, auf den Rücken. Ein Teppich tut's auch, oder eine gefaltete Decke.

Der Tennisball liegt nicht auf der Matte, sondern auf dem harten Boden, und Ihr Kopf kommt drauf.

Tasten Sie den Hinterkopf ab, der Tennisball passt perfekt unter den höchsten Punkt der Wölbung, ziemlich genau auf Augenhöhe – nur hinten. Pröbeln Sie, bis Sie den Punkt haben. Es soll richtig bequem sein darauf. So bequem, dass Sie sofort verstehen, weshalb die Pharaonen und andere Menschen in Hochkulturen auf klitzekleinen Holzbänkchen schliefen und nicht in weichen Kissen. Als ich in einem Völkerkundemuseum zum ersten Mal so ein brückenartig geformtes Holzteil sah, dachte ich, Cleopatra habe es benutzt, um die Frisur zu schonen. Nichts da, die kluge Schöne tat's fürs Wohlbefinden, die königliche Haltung war der Lohn: Der Hals liegt auch im Schlaf offen und weit, die kleinen Müskelchen, die den Halswirbeln Halt geben, arbeiten Nachtschicht. Davon profitiert die ganze Wirbelsäule, denn mit dem Hals wird automatisch auch das Kreuz gestärkt. Und eben halt auch umgekehrt. Wer schwache Halsmuskeln hat, den Hals beim Liegen chronisch staucht, der staucht auch das untere Ende der Wirbelsäule. Das eine ist ohne das andere nicht zu haben, im Schlechten wie im Guten.

Wenn Sie Yoga machen und eines der japanischen oder chinesischen „Kissen" aus Geflecht im Fundus haben: hernehmen, funktioniert wunderbar.

Sie haben den T-Ball-Punkt am Kopf aufgespürt. Wenn nicht: Strategie wechseln, Ballon unter den Kopf legen. Der Effekt ist annähernd der gleiche: Halswirbel liegen frei, vor allem der oberste, der Atlas, Kehlkopf liegt frei, Hals liegt frei. Legen Sie den zweiten

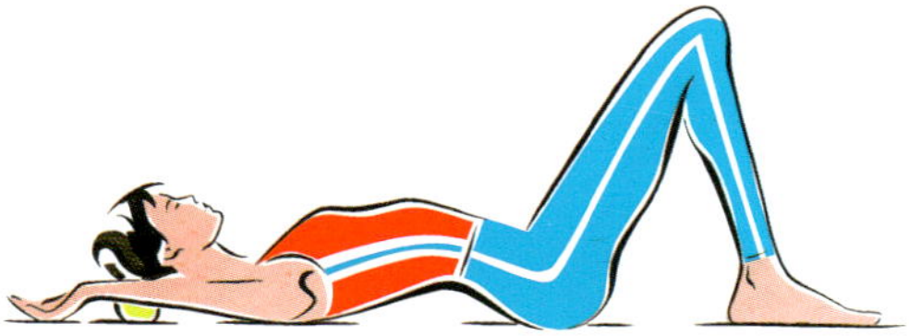

T-Ball vorn in die kleine Vertiefung, da, wo der Hals in die Brust übergeht. So können Sie weder ein Doppelkinn noch einen Schildkrötenhals machen, selbst wenn Sie wollten. – Nicht lachen, acht von zehn Menschen haben den inneren Spiegel längst verloren, spüren nicht, ob sie das Kinn einziehen oder vorstrecken, ob der Hals frei liegt oder gestaucht und gefaltet. Spüren es noch nicht. Bis das Bewusstsein erwacht, können Sie mit dem Tennisballtrick arbeiten.

Beine anwinkeln, die Füße hüftweit auseinander. Den zweiten Ballon zwischen den Knien balancieren. Balancieren, nicht einklemmen. So bleiben die Knie hüftweit auseinander – die Ideallinie für die Körperstatik. Jetzt kommt das Stehen im Liegen: Großzehenballen und Ferse in den Boden schieben, die Reaktion an den Sitzhöckern sofort aufnehmen, die Sitzhöcker zusammenziehen. So, der Beckenboden ist aktiviert. Jetzt ziehen Sie das Steißbein Richtung Fersen, den oberen Rücken zum höchsten Kronenpunkt, bis die Wirbelsäule schmetterlingsflügelzart auf dem Boden liegt.

Noch mal. Mit Verstärker. Leicht ins Hohlkreuz, Beckenboden aktivieren, Steißbein zu den Fersen verlängern, Kronenpunkt in die Gegenrichtung ziehen. Rippen, Brust, Bauch entspannen. Allenfalls ein schweres Kissen auf den Bauch legen, oder das große Lexikon, das sonst nur rumsteht.

Funktioniert's? Wunderbar. Bauen Sie diese beiden Übungen fest in Ihren Alltag ein, das optimale Sitzen und das optimale Liegen. Kostet noch keine Zeit und bringt enorm viel.

Funktioniert nicht? Dann erzähle ich Ihnen gern, warum das so ist und vor allem: Wie Sie es ändern können.

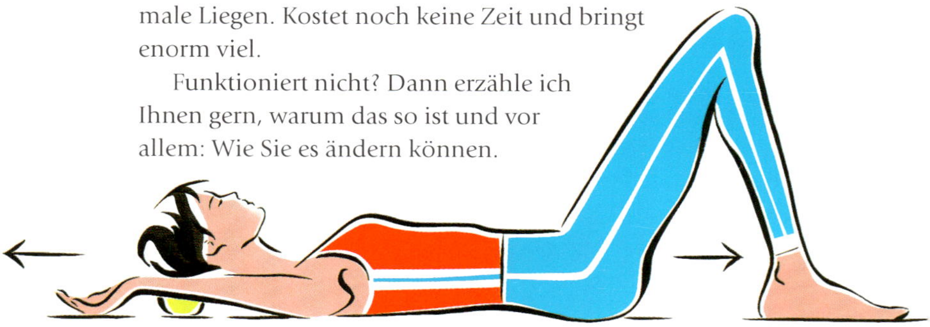

Das ultimative Tiger Feeling

Hatten Sie mal das Glück, einen Tiger beim Jagen zu beobachten? Ich auch nur in Dokumentarfilmen. Jedoch live beim Haustiger.

Sitzt vor dem Mäuseloch. Kreatur gewordene Konzentration. Lauert, seelenruhig. Nur an der Basis des Schwanzes pulsiert's. Genau da, wo die Bauchwand in die Rückenmuskulatur mündet. Da, Maus. Mieze zieht die Schwanzspitze nach hinten, die Stirn nach vorn und holt aus. Maus hat keine Chance. (Landete bei mir, meist im Bett, stolz überreicht wie ein Pokal. Weiß bis heute nicht, wie ich zu der Ehre kam.) Der Impuls, sich in Bewegung zu setzen, mit aufgespannter Wirbelsäule, wendig und elegant, kommt von diesem Punkt. Geschmeidig rotieren die Beckenhälften um eine unsichtbare Achse, harmonische, elegante, ökonomische Bewegung von Pfoten bis Nasenspitze.

Die Muskeln, die des Tigers Spannkraft beherrschen, haben wir auch. Am gleichen Ort plaziert. Haben allerlei Mutationen durchgemacht, deren dramatischer Höhepunkt unsere Aufrichtung auf zwei Beine war. Und sind doch da. Übernahmen durch das Aufstehen nicht etwa weniger, sondern mehr und subtilere Aufgaben. Ausgestattet mit diesem Kraftwerk – schlurfen die meisten von uns wie megaschlaffe Tiger durch die Welt.

Fragen Sie mich jetzt, warum ich nicht bei den Primaten Anleihen suche, die seien uns doch viel ähnlicher? Ich stand im Zoo stundenlang vor den Affengehegen. Wenn sich der Chefgorilla als Boss beweisen muss und seine Silberrückenshow abzieht, so sehe ich durchaus Parallelen. Aufgeregte Schimpansen spannen ihre Körper wunderbar auf. Und wie sich die Paviane von Ast zu Ast hangeln, und wenn sich die Hoden dabei ganz nah an den Affenkörper heben, weiß ich: Da ist ein powervoller Beckenboden im Spiel.

Gehen Paviane auf allen vieren, so sehen sie aus wie Löwenaffen (Affenlöwen). Und die Lemuren sehen aus wie Katzen, gehen wie Katzen. Wo immer der Primat und der Mensch trennten, um sich allein weiterzuentwickeln – im aufrechten Gang brachten wir es weiter als die Menschenaffen –, wir sind dem Tiger Feeling auf zwei Beinen näher.

Wackelkontakt zwischen Beckenboden und Wahrnehmung

Tanja ist 28 Jahre alt, trainiert seit zwei Jahren in einem Studio, das vorgibt, die gleiche Methode zu unterrichten, wie ich sie lehre. Tanja macht Hip-Hop, zweimal pro Woche mindestens. Ruft mich verzweifelt an, das rechte Knie schmerze fürchterlich, der Arzt finde nichts, die Kreuzbänder seien in Ordnung.

Tanja kommt in eine Privatlektion. Tanja liegt da und entspannt sich, und ihre Muskeln fühlen sich an wie Pudding, null Tonus. Tanja spannt die Muskeln an – und ist sofort verspannt. Das sei eben so, bei Hip-Hop komme es auf Geschwindigkeit an, die sei nur machbar, wenn der Körper völlig entspannt sei.

Klar hat Tanja Schmerzen beim Hip-Hop, wenn sich die Gelenke beim lässigen Tun ungeschützt verrenken. Die Kunst ist, die äußeren Muskeln zu entspannen und die innersten, die das Skelett halten, schützen und stützen, gezielt einzusetzen. Ein Knie, das von geschmeidigen Bändern und wohl trainierten Muskeln gehalten wird, hält einiges aus. Ist das sensible, raffinierte Scharnier nicht gestützt, verletzt es sich leicht. Die Schaltzentrale der inneren Muskulatur für den Körper ist – die Beckenbodenmuskulatur. Sie bildet den einen wichtigen Zugpunkt für die gesamte Beinmuskulatur, für den Bauch, ich weiß, ich wiederhole mich, für den Rücken.

Ja, sagte Tanja, sie trainiere den Beckenboden doch wie verrückt. Ich plaziere meine Finger auf Ihren Sitzhöckern, sie aktiviert das, was sie für den Beckenboden hält. Und tatsächlich, da ist ein zögerliches kleines Flimmern irgendwo tief drin, das typische kleine Muskelflimmern, wenn eine Frau die Öffnung der Vagina und den Anus zusammenzieht. Tanja zieht und zieht, bis sie sogar die Wangen im Gesicht einsaugt. „Viel Arbeit für wenig Effekt", frotzle ich, und Tanja lacht prustend los.

Wir machen die Kontaktübungen, die Sie aus den ersten Kapiteln schon kennen. Tanja zieht die Sitzknochen prächtig zusammen, verlängert die Sensation bis über das Schambein, spürt sofort Entlastung im schmerzenden Knie. „Ja", sagte sie, „aber das ist doch nicht der Beckenboden."

Was ist es dann?

„Das Gesäß."

Kneif dich mal ins Gesäß.

„Das ist ja ganz entspannt. Drunter, unter dem Gluteus ist es aktiv."

Das sind die Hüftmuskeln, die durch den aktivierten Beckenboden auch aktiv werden.

„Was ist denn das andere, das ich spüre, wenn ich meine, dass ich den Beckenboden aktiviere, und das mir so anstrengend erscheint?"

Die äußerste Schicht, die sich um die Körperöffnungen legt.

„Und wenn ich die Sitzhöcker zusammenziehe?"

Das ist die innerste Schicht, die größere, potentere, weitläufigere, das ist das Beckenbodennetzwerk.

„Das ist ja viel einfacher."

Was ist daran falsch?

„Ich habe immer gehört, es sei so schwierig, den Beckenboden zu spüren. Ich spüre den Beckenboden nicht."

Es dauerte Stunden, bis Tanja ihrem Körper glaubte, bis sie bereit war, das, was sie fühlte, als Beckenboden zu identifizieren und akzeptieren. Die nebenstehenden schematischen und stark vereinfachten Zeichnungen halfen Tanja.

Tanja ging ohne Knieschmerzen weg und trainiert jetzt die aktive Entspannung beim Hip-Hop: Der Beckenboden arbeitet, die Füße und Beine werden optimal ausgerichtet,

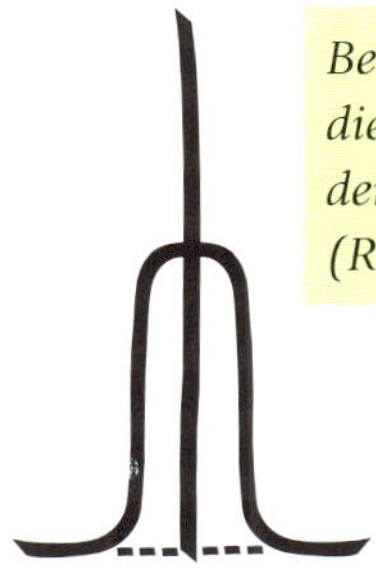

Beckenboden durch die Vagina in den Körper gezogen (Röhrengefühl)

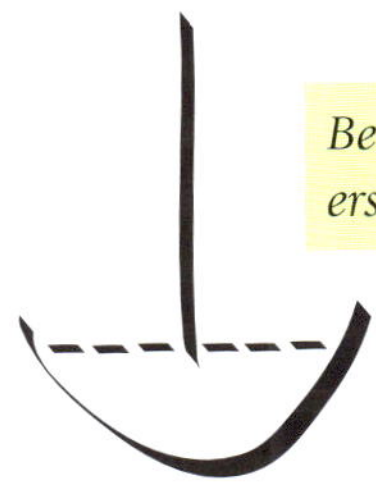

Beckenboden erschlafft

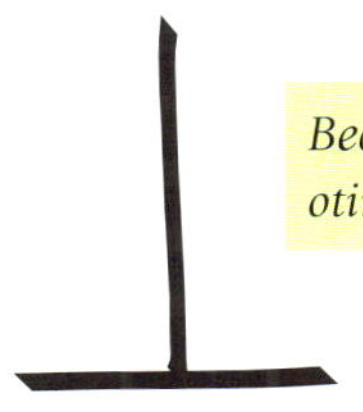

Beckenboden otimal trainiert

die Wirbelsäule bleibt vertikal ausgerichtet und aufgespannt, die Schultern sind optimal ausgerichtet – und jetzt entspannt sie alles andere und bewegt sich wie ein kleiner wilder, tanzender Tiger.

Ich schildere Tanjas Beispiel, um zu illustrieren: Junge Menschen können sich vom Beckenboden genauso abnabeln wie ältere. Und eine 75-jährige Frau kann den Beckenboden genauso schnell zurückerobern wie eine 25-jährige. Im Gegenteil, ältere Menschen sind oft sehr motiviert. Mag sein, weil der Leidensdruck – der schmerzende Rücken, die tröpfelnde Blase, das havarierte Knie, die arthritische Hüfte – groß ist.

Noch ein Beispiel: Annina, 32 Jahre alt, Mutter von zwei Kindern, seit acht Jahren Aerobics-Lehrerin in ihrem eigenen Fitness-Club, inkontinent, Gebärmutter gesenkt, Vagina gesenkt. „Die Organe fallen bald einfach unten raus", sagt Annina, eine bildschöne, anmutige Person. Und mutig, denn obwohl der Gynäkologe zur Operation rät, will sie es mit meinem Beckenbodentraining versuchen. Zwei konventionelle Therapien mit Biofeedback und medizinischen Kegeln, die zum Training in die Vagina eingeführt werden, hat sie hinter sich, Erfolg gleich null.

Ich bitte Annina, die Grundhaltung für eine Aerobic-Lektion einzunehmen. Da steht sie, straff wie eine pralle Avocado, Arm-Bizeps, -Trizeps und Bauchmuskeln und Po und Oberschenkel angespannt. Und jetzt soll Annina alle Muskeln loslassen – von einer Sekunde zur andern wird alles weich wie die überreife Avocado. Kein Tonus. Ich fasse ihre Taille, eine Hand auf dem Rücken, die andere am Bauch fühlt es sich an, als berührten sich meine Hände.

„Es kommt mir vor, als bestehe ich aus einer kräftigen Hülle und einem halbflüssigen Inhalt", bringt Annina ihren Zustand auf den Punkt. Nach zwei Stunden Arbeit an den tiefliegenden, direkt das Skelett haltenden Muskeln ist Annina überzeugt: Das hat ihr gefehlt, die Arbeit von innen nach außen.

Ein extremes Beispiel, sicher. Abgeschwächt trifft es auf viele zu, gerade auf besonders Sportliche, die dem Kraftaufbau viel Zeit widmen. Anhänger sanfter Methoden wie Yoga oder Tai Chi sind da einiges besser dran. Die Konzentration auf die Wahrnehmung, das viele Dehnen und Stretchen bearbeitet auch die tiefen Schichten der Muskulatur.

Entsprechend anstrengend ist die Entdeckungsreise zum Beckenboden für die Fans der stählernen Workouts – Muskeln, die nicht brennen, werden nicht wahrgenommen. Die Sensation des aktiven Beckenbodens ist „zu fein", „ist das alles?", höre ich oft von Beckenbodensuchenden, die regelmäßig Krafttraining machen.

Ja, das ist alles. Der Beckenboden selbst ist nicht die Sensation. Die Wirkung ist's. Die Auswirkungen der aktiv und sinnvoll eingesetzten Muskulatur sind sensationell. Was Sie mit dem Beckenboden anstellen können, ist das Großartige.

Checkliste für Frauen

Mit Dammschnitt entbunden

Da wird das Zentrum des Beckenbodens einfach durchgeschnitten. Ein einseitiger Schnitt ist besser als der beidseitige. Nerven werden genauso brutal durchtrennt. „Ich spüre mich an dieser Stelle einfach nicht mehr", berichten viele Frauen nach Dammschnitttrauma. Jetzt der Trost: Die innerste Schicht des Beckenbodens bleibt in der Regel unangetastet. Arbeiten Sie mit dieser intakten Schicht, und die anderen beiden, die mittlere und die innerste, werden mit der Zeit wieder belebt, reaktiviert.

Wenn der Damm schmerzt – einfach so oder beim Beckenbodentraining –, hier ein Tipp aus dem reichen Erfahrungsschatz der Hebammen. Führen Sie den Daumen ganz zart in die Scheide, massieren Sie das Narbengewebe zwischen Daumen (innen) und Zeigefinger (außen).

Mit Kaiserschnitt entbunden

Die Muskeln der innersten Schicht verlaufen genau zum oberen Rand des Schambeines. Da sind sie durch die Sehnen mit dem Knochen und mit den Sehnen der Bauchmuskulatur verbunden. Ein kleiner pyramidenförmiger Muskel, der auch Pyramidalis heißt, hat nur diese eine Aufgabe, den Beckenboden mit dem Bauch verbinden. Wenn der Gynäkologe sehr sorgfältig ist und die Muskeln so wenig wie möglich verletzt, und wenn das Kind klein ist – selbst dann wird der Beckenboden in Mitleidenschaft gezogen. Nur so erklärt es sich, dass Frauen, die mit Kaiserschnitt entbunden worden sind, genau das Gleiche sagen wie Frauen nach einem Dammschnitt: „Ich spüre mich nicht mehr. Ab der Narbe bin ich wie tot." Dazu noch ein Phänomen aus meiner Praxis: Alle horizontalen, symmetrischen Narben stören das Fühlfeld. Also Kaiserschnitt und Unterleibsoperationen, die von der Mitte aus 3 cm nach links, 3 cm nach rechts gehen. Alle kosmetischen Bauchoperationen. Horizontale Bandscheibenoperationen. Ich denke, da wird durch die Symmetrie ein Stück Matrix zerstört. Bei vertikalen Schnitten bleibt das „Köperwissen" weitgehend intakt. Bei asymmetrischen horizontalen „lernt" der durchtrennte Muskel, der durchtrennte Nerv vom nicht operierten Pendant. Es ist leichter, einem Patienten nach drei Herzklappentransplantationen die Funktion der Muskeln im Brustkorb wieder zu regeln, als einer Frau nach einem muskulär gepfuschten Kaiserschnitt die Beckenbodenmuskulatur zu regulieren.

Auch Sie können das Narbengewebe schmerzhaft spüren, wenn Sie mit diesem Beckenbodentraining anfangen. Zarte, regelmäßige Zupfmassage der betroffenen Stelle kann lindern und das Narbengewebe schneller wieder geschmeidig machen. Unbedingt mit dem Training weitermachen. Einfach dann aufhören, wenn die Narbenschmerzen kommen. Das wird jeden Tag ein bisschen länger dauern.

Es gibt eine neue Technik beim „operativen Gebären": Es folgt ein kleiner vertikaler Schnitt in den Bauch und dann reisst der Chirurg das Gewebe und die Muskelfasern auseinander. So soll es besser zusammenwachsen. Ich habe noch kein Feedback von Frauen, die so entbunden wurden. Erkundigen Sie sich bei Ihrer Hebamme, falls Ihnen gerade ein Kaiserschnitt bevorsteht. (Ihre Erfahrungen nehme ich gerne unter cantienica.com entgegen.)

Operationen am Unterleib

Schnitt seitlich, durch die Bauchwand: Ist in der Regel kein Problem beim Beckenbodentraining. Viele Frauen berichten, sie hätten um die Narbe herum weniger Wahrnehmung als vor der Operation. Das wird sich mit dem sorgfältigen Beckenbodentraining verbessern. Achten Sie darauf, dass die Bauchmuskeln vollkommen entspannt sind. Eine schöne Wahrnehmungsmeditation: Auf dem Rücken liegen (wie beschrieben). Die Hände sanft auf den Bauch legen. Jetzt stellen Sie sich vor, die Hand auf der gesunden Seite nehme die Sensibilität auf und übertrage sie auf die operierte Stelle. Beim Einatmen den Beckenboden aktivieren, beim Ausatmen lösen. Funktioniert. Stephanie X. hat sich so nach einem Schlaganfall die gelähmte Gesichtshälfte weithin wieder belebt und arbeitet jetzt als Therapeutin mit Hemiplegiepatienten.

Senkungen von Organen im Unterleib

Frohgemut ans Werk. Weisen Sie den Organen den Heimweg an den angestammten Platz. Frauen werden schon bei der nächsten gynäkologischen Jahreskontrolle die frohe Kunde hören. „Mein Arzt sagte mir, ich hätte mich im letzten halben Jahr organisch zehn Jahre verjüngt", berichtete eine Mutter von sechs Kindern.

Noch ein paar Mutmacher von anderen Frauen: „Meine Gynäkologin fragte mich, was denn mit mir passiert sei. Jetzt trainiert sie selber und ‚verschreibt' das Beckenbodentraining ihren Patientinnen."

„Ich litt an einer richtig schlimmen Gebärmuttersenkung. Nach zwei Jahren Training mit integriertem Beckenboden ist die Gebärmutter an dem für sie vorgesehenen Platz, eingebettet in kräftige Organe."

„Ich bin 49 und gerade hat der Gynäkologe meinen Muttermund und die Gebärmutter zum ersten Mal mit Ultraschall untersucht, weil er mit den Fingern nicht mehr hinkam. Gebärmuttersenkung behoben."

Wenn betroffene Organe operativ entfernt oder ,,hochgenäht" wurden: Lassen Sie sich vom Arzt genau erklären, was gemacht wurde, wie die Narbe verläuft. Es gibt Uraltpraktiken, bei denen die Blase an die Bauchwand oder die Vagina ans Gewebe hinter dem Steißbein angezurrt wurde. Das kann beim Beckenbodentraining vorübergehend Schmerzen verursachen. Betonung vorübergehend, wenn die Muskeln und Sehnen nach und nach und nachhaltig gedehnt und geschmeidig werden, verschwinden die Schmerzen. Hören Sie auf Ihren Körper, trainieren Sie in vielen kleinen Einheiten, mehrmals täglich ein paar Minuten, und alles wird gut.

Chronische Blasenentzündung

Worauf warten Sie noch? Auch die Blase ist ein Muskel. Muskeln arbeiten vernetzt. Die Erschlaffung ist eine Kettenreaktion. Erst erschlafft der Beckenboden, dann die Vagina, dann die Blase. Erschlaffte Muskeln sind „dünn", eine erschlaffte Blase ist anfällig auf Kälte, für Bakterien und Viren. Umgekehrt genauso: Wird der

Beckenboden gekräftigt, kräftigen sich auch alle verknüpften Muskeln. Eine starke Blase ist nicht mehr empfindlich.

Frauen in oder nach der Menopause und hormonell bedingten oder beeinflussten Blasenproblemen: Sofort mit dem Training anfangen und den Arzt informieren. So kann er die Fortschritte und Veränderungen überwachen und die Hormone reduzieren, sobald die Blase gestärkt ist.

Inkontinenz

Beginnende Inkontinenz, meist nach der Geburt eines Kindes mit Dammschnitt, können Sie mit diesem Training in drei Wochen beheben. Wenn sich beim Lachen, Husten, Niesen seit kurzem ein paar Tröpfchen verirren – drei Wochen. Wenn sie beim Joggen oder beim Aerobic öfter mal feuchte Hosen an den Innenschenkeln haben – drei Wochen.

Bei schwerer Drang- oder Überlaufinkontinenz müssen Sie mehr Geduld aufbringen. Nach drei Monaten werden auch Sie sich ein großes Stück Lebensqualität zurückerobert haben – Shoppingbummel ohne Zwischenhalt, Konzert ohne Sehnen nach der Pause, Kirchgang, Spaziergang, Ausflug ohne WC-Panik.

Konventionelle Therapien mit Medikamenten – auch Hormone – werden durch richtiges Beckenbodentraining sehr unterstützt.

Disziplin brauchen Sie. Alles andere wäre gelogen. Sie müssen das Prinzip dieses Trainings erstehen. Es reicht nicht, die Muskelgruppe Beckenboden zwei-, dreimal pro Woche ein bisschen zu trainieren. Der Beckenboden gehört ins Gedächtnis. Er will täglich trainiert werden. In jeder Lebenssituation und Lebenslage. Bis er seine Aufgaben von selbst übernimmt und ohne Zutun unseres Willens situationsangepasst reagiert. Heißt: Anspannen, wenn anspannen angemessen ist, entspannen, wenn entspannen angesagt ist.

Checkliste für Männer

Leistenbruch

Wenn der Leistenbruch operiert wurde: Kein Problem, sofort mit dem Tiger-Feeling-Training beginnen und so dem nächsten Leistenbruch vorbeugen. Je nach Stelle des Vorfalls kann das Narbengewebe vorübergehend Sensationen auslösen (Veränderungsschmerz).

Akuter Leistenbruch: Mit Ihrem Arzt besprechen. Wenn die Bruchstelle groß ist, hilft nur die Operation. Nachher sofort anfangen, um die Muskeln und damit das Gewebe zu stärken.

Veränderungen der Prostata

Sonst alles ganz in Ordnung? Dann fangen Sie doch gleich mit dem Beckenbodentraining an, damit es so bleibt. Sie können die Vergrößerung der Prostata durch Training und den sinnvollen Gebrauch der Beckenbodenmuskulatur im Alltag nämlich verhindern. Viele Männer haben bislang erst nach der Prostata-Operation erfahren, dass sie einen Beckenboden haben. Oft erhalten sie dann auch ein sehr taugliches Training. Ich frage einfach: Warum nicht vorher? Liebe Frauen, motiviert eure Männer zum Mitmachen, Sie können sich und ihm das Altern sehr viel leichter und lebensfroher machen.

Gutartige Vergrößerung stellt kein Hindernis dar, im Gegenteil. Sie kann sich durch das Training zurückbilden. Behutsam arbeiten, in den Körper hineinhören, wahrnehmen. Wenn der Beckenboden erschlafft ist, hat die Prostata den ganzen Druck des Torsos abzupuffern und muss einfach überfordert sein. Hält der dafür entwickelte Muskelteppich, wird die Drüse entlastet. Ist bis jetzt nur eine These, unterstützt von praktischen Erfahrungen, von denen mir Männer berichten, die mein Beckenbodentraining absolvieren.

Bösartige Veränderungen gehören in die Praxis des Urologen. Nach Prostata-Operationen bieten auch die Krankenhäuser Beckenbodentraining für Männer an, da können Sie noch im Krankenhausbett mit dem Tiger-Feeling-Training beginnen. Nehmen Sie das Buch in die Unterrichtslektionen mit. Besprechen Sie die Übungen mit dem Therapeuten.

Hämorrhoiden

Sobald Sie die Beckenbodenmuskulatur in den Alltag eingebaut haben, also situationsangepasst und „automatisch" anspannen, entspannen, halten, loslassen, werden die Hämorrhoiden Sie nicht mehr plagen. Ganz wichtig: Wirklich nur mit der innersten Schicht arbeiten, mit dem großen Muskelfächer, nicht mit den kleinen Muskeln rund um den After, denn das kann kontraproduktiv sein. Wenn Sie immer von den Sitzhöckern aus arbeiten und in der Vorstellung diese Sitzhöcker mit dem Punkt über dem Kreuz verbinden, wie es in der Kontaktübung Seite 16 beschrieben ist, werden Sie schon nach ein paar Tagen Training große Erleichterung erfahren. Der Anus kriegt Halt und Unterstützung von den umliegenden Muskeln, er kann sich entspannen. Sobald es am After selbst eng wird, verkrampft, haben Sie sich von der innersten zur äußersten Beckenbodenmuskelschicht verirrt. Anhalten, neu aufbauen, weitertrainieren.

Stuhlinkontinenz

Nach Darmoperationen: Erklären Sie Ihrem Arzt, worum es bei diesem Training geht, nämlich darum, den Enddarm zu entlasten, ihm durch die um- und brachliegenden Muskeln Halt und Unterstützung zu geben. So kann er die positiven Veränderungen mit Ihnen beobachten. Auch für Sie gilt: Nicht den Anus trainieren, sondern die Coccygeus-Famili, die vom Scham- bis zum Steissbein verläuft, links und rechts am Anus vorbei (Info für den Arzt: Musculi pubovesicalis, puborectalis, pubococcygeus, iliococcygeus, coccygeus, die Kräftigung führt auch zur Stärkung der Fibrae praerectales).

Leichte Stuhlinkontinenz nach operativer Durchtrennung des Sphincter (Schließmuskel) oder nach operativer Entfernung von Analfissuren und dergleichen

Es wird ein paar Monate dauern, bis Sie den Mut haben, den Anus zu entspannen und das Verhalten des Stuhls an die umliegende Muskelgruppe zu delegieren. Dranbleiben. Einige meiner Patienten fühlten und waren schon nach ein paar Wochen wieder „sauber", bei anderen dauert es länger. Alle berichten über erleichterte Stuhlentleerung.

Stuhlinkontinenz durch Erschlaffung des Darms

Sofort mit dem Training anfangen, keine Einschränkung. Achten Sie auf Ihre Haltung. Wenn Sie die Wirbelsäule im Kreuz rund machen (Kyphose) und durch schlampiges Sitzen, Stehen, Gehen chronisch stauchen, verursachen die Organe auch chronischen Druck auf den Darm. Mit dem Tiger-Feeling-Beckenbodentraining stoppen Sie diesen Druck, schaffen ein robustes, solides Muskelnetz des Beckenbodens mit dem Bauch und dem unteren Rücken. Bei guter, anatomisch funktioneller aufrechter Haltung kriegt Ihr Darm dabei von allen Seiten Unterstützung, quasi 24 Stunden pro Tag Massage, und kann sich so weitgehend erholen. Auch für Sie ist es sehr wichtig, nicht den Anus zusammenzukneifen, sondern sehr bewusst und sorgfältig mit der innersten Beckenbodenschicht zu arbeiten.

Und lieber Mann, lassen Sie sich den Beckenboden bitte nicht von Ihrem Arzt ausreden! Da erzählte mir im Fortbildungskurs für Hebammen und Therapeuten eine Physiotherapeutin aus Deutschland, ein angesehener Facharzt habe ihr bei einer Tagung gesagt, so ein Training sei für Männer Blödsinn und überflüssig, die hätten nämlich gar keinen Beckenboden. Nicht Bange machen lassen, selber auf Entdeckungsreise gehen und den, Ihren, Beckenboden entdecken. (Liebe Anatomen und liebe Pathologen, schaut doch bitte mal ganz genau nach. In den Nachschlagewerken fängt der männliche Beckenboden zwar auch über dem Steißbein an, verläuft wie bei der Frau links und rechts und um den Anus herum. Jetzt kommt plötzlich eine Pause. In dieser Lücke liegen die Hoden und dann nimmt die Muskulatur noch einmal Anlauf an der Basis des Penis. Das Leck macht keinen Sinn. Bitte seht doch mal genau nach. Ich behaupte, eine der drei Schichten um die Hoden sei Muskulatur, und zwar Muskulatur, die zum Beckenboden gehört. Bin ja mal gespannt!)

Wahrnehmung ist fast alles

Sie leide an inkompletter Tetraplegie (Lähmung aller vier Extremitäten), sagte die Frau am Telefon, und sie möchte eine Privatlektion bei mir buchen. Erst entschuldigte ich mich ganz verdattert, das Studio sei nicht rollstuhlgängig. Das mache nichts, ihr Ehemann komme mit und zu zweit würden wir das schon schaffen.

Die Frau kam. Ich hatte in meiner Zeit als Journalistin mehrfach Gelegenheit zu Besuchen in den Tetraplegikerzentern, die der Schweizer Arzt und Pionier Guido Zäch aufgebaut hatte. Bei diesen Besuchen lernte ich erstens, vor den Menschen im Rollstuhl in die Knie zu gehen, für gleichberechtigten Augenkontakt; zweitens hatte ich gelernt, meine Angst, meine Betroffenheit zu überwinden und dem vermeintlich Behinderten unbefangen zu begegnen. Wie bin ich um diese Erfahrung heute dankbar. Zuerst erzählte mir die Klientin, wie der Unfall geschah – ganz alltäglicher Hausfrauenstress, schnell noch dies und schnell noch das, und dann noch schnell im Garten auf die Leiter, um ein Körbchen mit Kirschen zu füllen, für den Kuchen zum Nachtisch …

Die Frau erklärte mir, was inkomplett in ihrem Fall meint: Ihre Blase arbeitet zuweilen noch unwillkürlich, sie spürt dann klare Kontraktionen und kann ganz normal Wasser lösen, was bei einem kompletten Tetraplegiker nicht mehr der Fall ist, er ist vom Hals abwärts gelähmt, kann also weder Arme noch Beine normal bewegen. Außerdem sind bei meiner Patientin die Arme und Hände nicht vollständig gelähmt. Wir erarbeiteten miteinander folgendes Konzept: Immer wieder die Hände auf die Blase legen, und wenn sie sich spontan regt, die Aktivität auf die Fersen übertragen. Das war anfangs ein rein mentaler Prozess. Die Frau stellte sich vor, wie sie durch ihre Hände die Energie der sich regenden Blase auf die Füße übertrug. Es dauerte nur ein paar Tage, da war es auch real: Die Frau spürte, wie sich die Energie übertrug. Das ging natürlich „nur", weil die Frau daran glaubte, dass sie es schafft. Es vergingen wieder ein paar Tage, da fühlte die Frau Kraft in den Fersen, stieß sie in das Fußbrett an ihrem Rollstuhl – spürte, wie der Beckenboden reagierte. Inzwischen geht die Frau täglich ein paar Minuten länger an Krücken.

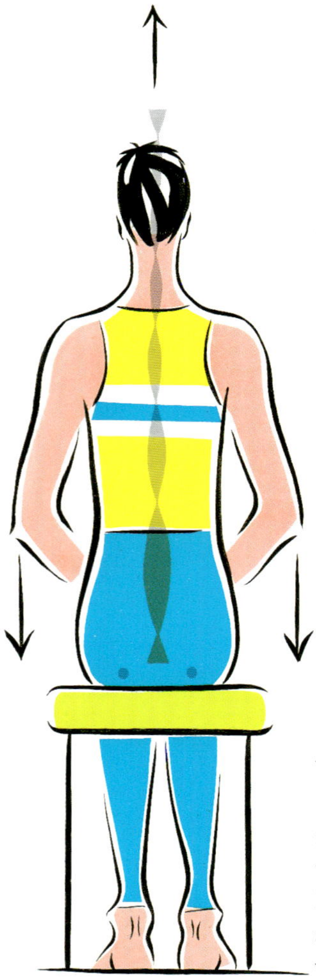

Im Sitzen

Oberkörper aufrichten. Hand ins Kreuz und fühlen: Spüren Sie das Steißbein, den Übergang zu den Lendenwirbeln, massieren Sie die Stelle zart, bis Sie Wärme und Kribbeln spüren.

Finger unter die Sitzhöcker. Fersen in den Boden stoßen. Nehmen Sie wahr, wie sich die Knochen einander nähern. Jetzt verbinden Sie die Sitzhöcker mit der warmen, kribbelnden Stelle im Kreuz. Ohne an Ihrer Position auch nur das Geringste zu verändern. Stellen Sie sich vor, die Distanz zwischen Schambein und Steißbein von vorn nach hinten zu verringern, das stabilisiert das Becken. Wenn Sie einen Zug spüren, der nach vorn bis über das Schambein reicht: Das ist gut. Wird der Unterbauch dagegen kürzer und wirft Fältchen: Das ist vielleicht auch gut, aber nicht der Effekt, um den es hier geht.

Ja, ich weiß, klingt für den Beckenbodenanfänger kompliziert. Ich bin in diesem Punkt auf Ihre Mitarbeit angewiesen. Auch wenn Sie nicht mehr wissen, wie Ihr Körper beschaffen ist, was sich gut anfühlt und was nicht – dranbleiben, es lohnt sich. Ich führe Sie mit der größten Begeisterung zu mehr Wahrnehmung, zur Entdeckung des vollen Potentials Ihres Körpers. Es braucht aber auch Ihre Begeisterung, damit es klappen kann. Wenn Sie nicht sicher sind, was Sie fühlen: Reden Sie laut. Geben Sie der Wahrnehmung Worte. Beschreiben Sie mit möglichst farbigen Bildern, wie sich das anfühlt. Bleiben Sie dran, geben Sie nicht gleich auf, wenn es nicht sofort klappt. Dafür steht das Beispiel mit der teilgelähmten Frau. Sie hat daran geglaubt, dass sie das schafft.

Ich kann, um Sie bei Laune zu halten, auch gern ein paar Versprechen hier einstreuen:

Wenn Sie das Becken so aufrichten und mit der Beckenbodenmuskulatur stabilisieren, wie es hier beschrieben ist, dehnen Sie den unteren Rücken. Mehr Raum für Lendenwirbel und Bandscheiben. Druck weg vom Steißbein. Es werden die Hüftmuskeln gedehnt, vor allem der Iliopsoas (Beugemuskel des Hüftgelenks), der verkürzt und vernachlässigt die Praxen der Physiotherapeuten füllt. Die

Bauchmuskeln kriegen so im Vorbeigehen einen Grundtonus, der Bauch wird in kürzester Zeit flach.

Das Becken selbst profitiert in hohem Maße: Durch den strammen muskulären Abschluss am unteren Ende wird die geniale Knochenkonstruktion in Form gehalten. Diese Form ist im Idealfall V-förmig, unten eng, oben weit. Das gibt den Organen Raum, sie liegen in diesem Becken.

Ohne aktiven Beckenboden leiert dieser Trichter aus, öffnet sich unten immer mehr. Deformiert mit der Zeit den ganzen Körper. Das schlimme Beispiel ist bei alten Frauen noch so oft anzutreffen. Das V wird zum A, die Organe werden im Bauchraum eingeengt oder sinken erschlafft ab. Die Hüften werden immer breiter, die Beine kommen im großen V unter dem Rock hervor, der Rücken krümmt sich.

Meine Methode hat so vielen Menschen jenseits der 60 jugendliche Spannkraft und Bewegungsfreude und Körperglück zurück gebracht. Ich weiß es aus Erfahrung: Mit diesem Beckenbodentraining können Sie Arthrose der Hüftgelenke verhindern. Organsenkungen verhindern oder rückgängig machen. Die Muskeln der Hüften und Beine anatomisch richtig kräftigen. Können 100 Jahre alt werden und brauchen den berüchtigten Oberschenkelhalsbruch nicht zu fürchten.

Männer und Frauen berichten schon nach den ersten Tagen, manchmal schon nach dem ersten Training, sie fühlten sich größer, leichter, vor allem im unteren Rücken. Frauen haben nicht mehr das Gefühl, unten offen, verletzbar zu sein. Männer berichten von intensivem Zusammenziehen der Hoden, oft begleitet von Kribbeln und Kitzeln an den Hoden, das kann bisweilen so stark sein, dass sie nachts davon aufwachen.

Zum Weitermachen motiviert? Prima. Jetzt folgt das eigentliche Übungsprogramm, aufgeteilt in praktische Einheiten.

Intensivtraining der Beckenbodenmuskulatur

- Es folgen sieben Serien von Übungen, die Ihren Beckenboden alltagstauglich machen.
- Sie haben viele Optionen, die Übungen in Ihren Alltag einzubauen.
- Wichtig ist, dass Sie das Prinzip verstehen: Wenn Sie die Muskulatur Ihres Beckenbodens voll nutzen möchten, wenn Sie fortan mit der integrierten Kraft aus der Mitte hoch erhobenen Hauptes und leicht durchs Leben schreiten möchten, wenn Sie für immer schmerzfrei werden wollen – üben, üben, üben. Bis sich die Beckenbodenmuskulatur so selbstverständlich und automatisch der Situation anpasst, wie die Hände, die Füße, die Augen es tun.
- Stellen Sie mir die Frage: „Wie oft muss ich üben?", so sage ich: *Immer!* 24 Stunden pro Tag. Bis zum Automatismus.
- Sie können die Sequenzen einzeln als Trainingseinheiten von zirka zehn Minuten Dauer absolvieren. Jeden Tag eine Serie. Wenn Sie nach sieben Tagen durch sind, einfach wieder von vorn anfangen.
- Sie können dreimal pro Woche das ganze Programm durchturnen. Und in möglichst vielen Situationen daran denken, den Beckenboden zu aktivieren.
- Sie können die Hälfte des Pogrammes am Morgen gleich nach dem Aufstehen durchführen, die andere Hälfte vor dem Schlafengehen. Und während des Tages immer wieder mal bewusst die Beckenbodenmuskulatur aktivieren.
- Sie können die Techniken sofort in Ihr Fitnessprogramm einbauen – egal, ob es Krafttraining an Maschinen, Degenfechten oder Rudern ist.
- Planen Sie mindestens drei Wochen intensive Arbeit mit dem Beckenboden. Und planen Sie die drei Wochen so ernsthaft wie Ihren Urlaub, den Sprachkurs, das Weiterbildungsseminar. Formulieren Sie Ihr Ziel, und lassen Sie es nicht mehr aus den Augen. Dann haben Sie Ihren Beckenboden in drei Wochen fest auf der Körperhardware verankert.
- Einen tollen Trick zur Kontrolle der optimalen Haltung habe ich gerade von einer Hebamme gelernt (danke, Karin!): Wenn der Bauchnabel eine längliche Form hat, also eindeutig von den Muskeln in die Länge gezogen wird, sind Sie auf dem besten Weg. Zieht er sich in die Breite oder gar nach innen, halt, Sie sind auf der falschen Fährte, neu aufbauen.
- Haben Sie einen bodenlangen Spiegel, vor dem Sie trainieren können? Super. Tun Sie es. So können Sie nachsehen, ob die Position auch wirklich schön ausschaut.
- Ziehen Sie bequeme Sachen an, einen Body, eine Trainierhose, rutschfeste Socken. Zu Hause vor dem Spiegel können Sie in Unterwäsche üben – das steigert die Wahrnehmung zusätzlich.

Intensivtraining der Beckenbodenmuskulatur

Erste Serie	Entdecken Sie Ihren Beckenboden
Zweite Serie	Für ein starkes Rückgrat und perfekte Haltung
Dritte Serie	10 Minuten für kraftvolle Muskelvernetzung und für eine geschmeidige Wirbelsäule
Vierte Serie	Wunderbare Dehn- und Entspannungsübungen
Fünfte Serie	Beckenboden sportlich: Workout für Kondition und Power
Sechste Serie	Atmen mit dem Beckenboden
Siebente Serie	Natürlich, anmutig, sinnlich: Tiger Feeling perfekt

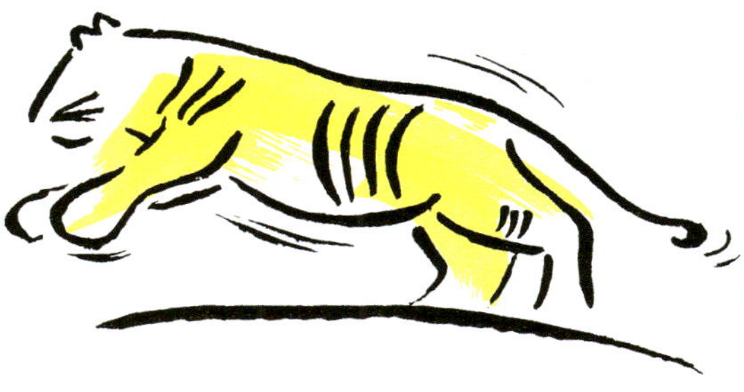

Erste Serie

Fünf einfache und effiziente Übungen, mit denen Sie den ganzen, funktionstüchtigen Beckenboden sofort entdecken. Egal, wie alt Sie sind, egal, was Sie an Operationen und Schmerzen schon durchgemacht haben. Sie können diese Übungen machen, wann immer Sie auf einem Stuhl sitzen. (Also oft.)

Entdecken Sie Ihren Beckenboden

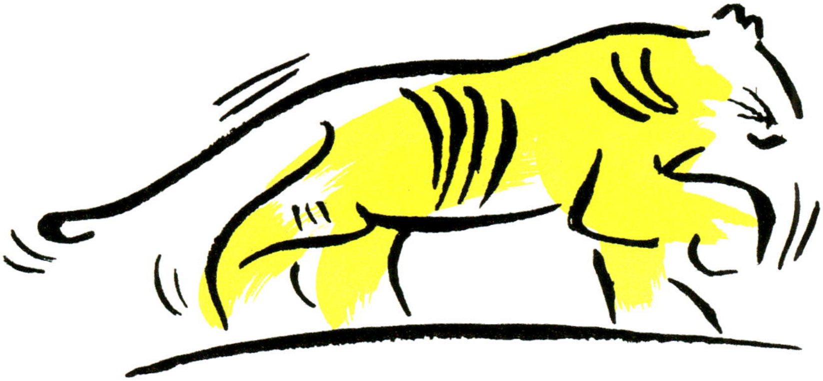

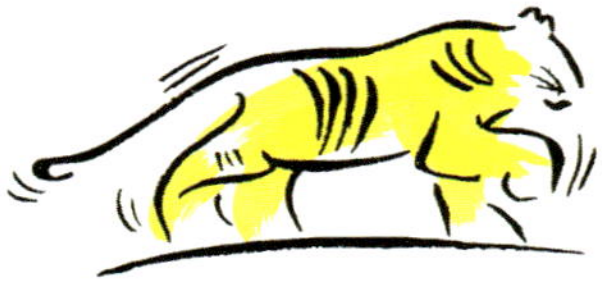

1. Jungtiger macht den ersten Schritt

Was bewirkt die Übung?
Die Einsteigerübung, um den Beckenboden zu entdecken. Weckt das Bewusstsein und die Wahrnehmung der Muskelgruppe. Verbindet die Muskulatur des Beckenbodens mit jener des Bauchs, des Rückens, der Hüften und der Beine.

Für wen ist sie geeignet?
Diese Basisübung ist ein Muss für Frau und Mann.

Wie kann ich den Effekt in den Alltag einbauen?
Immer beim Sitzen. Egal wann, egal wo. Sobald Sie wissen, wie sich der aktivierte Beckenboden anfühlt, brauchen Sie die Fingerfühlung nicht mehr dazu, können die Position also auch bei der Aufsichtsratssitzung und im Konzert einnehmen. Die Umgebung wird nur bemerken, dass Sie sehr aufrecht, sehr schön dasitzen.

- Auf einem gepolsterten Stuhl sitzen.
  Füße hüftweit auseinander. Das Gelenk der Großzehe und die Außenseite der Ferse bewusst in Kontakt mit dem Boden bringen. Rücken entspannen, das Steißbein nach unten ins Polster fließen lassen.
- Mittelfinger unter die Sitzhöcker schieben und darauf setzen. Die beiden Sitzhöcker gleichzeitig zum Damm ziehen und über dem Steißbein „aufhängen“, wie Sie es bereits aus der Einleitung kennen.
- Zuerst langsam, dann immer schneller.
- Wenn es Ihnen schwer fällt, die Knie hüftweit ausgerichtet zu halten: einen leicht aufgeblasenen Ballon zwischen den Knien balancieren.
- Die Füße bleiben entspannt am Boden, Zehen entspannen. Sobald Sie die Zehen verkrampfen oder hochbiegen, können sich Wadenkrämpfe einstellen.
- Wenn Sie sich an das Aktivieren und Lösen des Beckenbodens gewöhnt haben:
  Den unteren Rücken bewusst entspannen und nach unten fließen lassen, während Sie gleichzeitig den Beckenboden über den Anus bis über das Steißbein hochziehen.

- Den höchsten Scheitelpunkt zum Himmel hochziehen, die Länge geht in beide Richtungen, nach oben und nach unten.
- Die Schultern nach außen-unten entspannen. Wenn Ihnen das schwer fällt: Stellen Sie sich vor, die Ellbogen seien mit Gold gefüllt. Lassen Sie diese Goldellenbogen schwer nach unten ziehen. Das befreit die Schulterdächer, es tritt automatisch eine Entspannung ein. Wenn auch das nicht geht: In die Schultern einatmen, tief ausatmen.

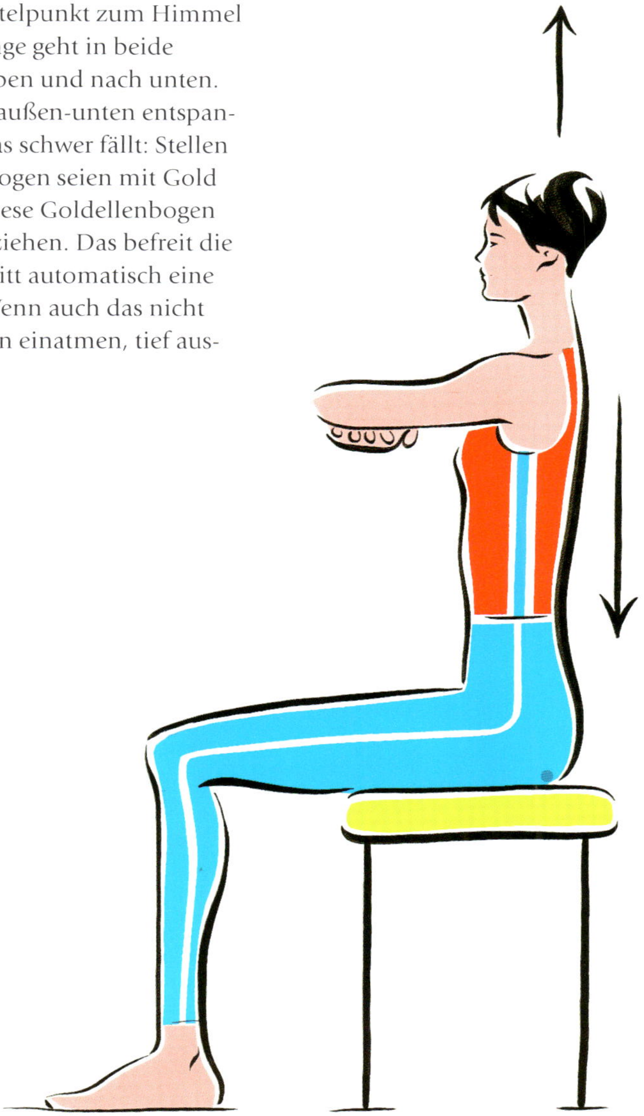

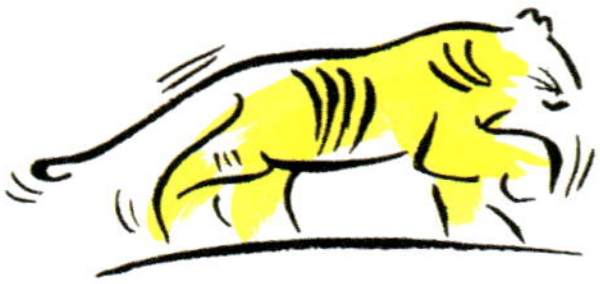

2. Jungtiger auf Ball

Was bewirkt die Übung?
Sie kräftigt die Muskulatur im Epizentrum des Beckenbodens, dem Damm.

Für wen ist sie geeignet?
Für alle, die bei Übung 1 nichts spürten. Für Frauen, die mit Dammschnitten entbunden haben. Für Männer nach Prostata-Operationen. Wunderbar bei Arthrosen der Hüftgelenke.

Wie kann ich den Effekt in den Alltag einbauen?
Zu Hause beim Frühstück. Beim Autofahren. Im Büro, wenn Sie nicht gerade den Chef zu Besuch erwarten. Anfangs reichen 30 Sekunden aus. Langsam auf ein paar Minuten steigern, bis Sie den Ball nicht mehr spüren.

- Tennisball auf den Stuhl legen, er muss unbedingt gepolstert sein, sonst tut's weh. Um die Knie zu stabilisieren: Ballon dazwischen legen.
- So darauf setzen, dass der Damm genau auf den Ball zu liegen kommt. Das ist bei der Frau zwischen Vagina und Anus, beim Mann hinter den Hoden, vor dem Anus.
- Unsicher? Husten Sie einmal heftig, da, wo die Luft aus dem Körper zu drängen scheint, genau da ist der Damm.

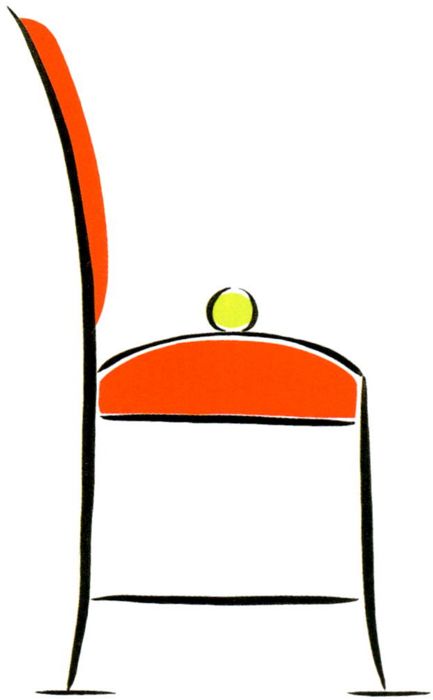

- Jetzt Fersen in den Boden stoßen, Beckenboden aktivieren und gleichzeitig in den Ball schieben.
- Spüren Sie die sternförmige Ausdehnung des Beckenbodens, nehmen Sie wahr, wie die Muskeln mit denen des Bauches und denen des Rückens kommunizieren. Spüren Sie, wie die Hüftgelenke näher zueinander kommen. Spüren Sie den Zug an den Oberschenkeln, vor allem: wie sich die Muskeln der Oberschenkel nach außen drehen.

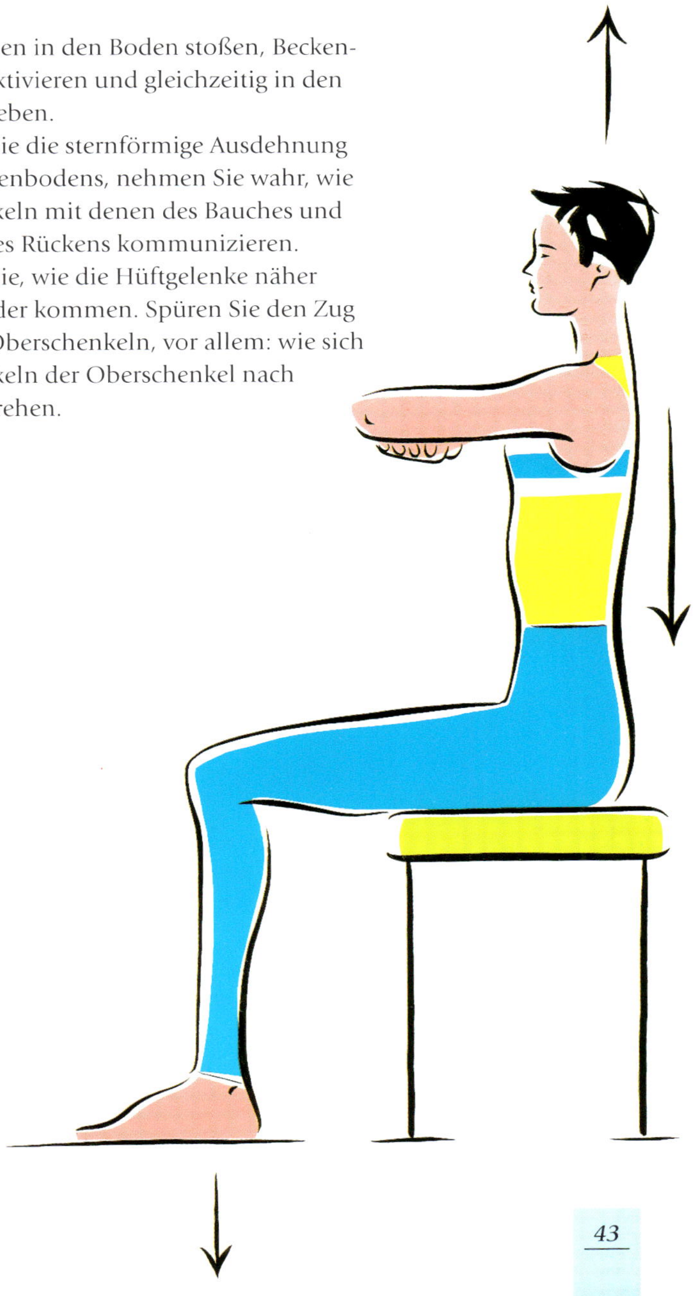

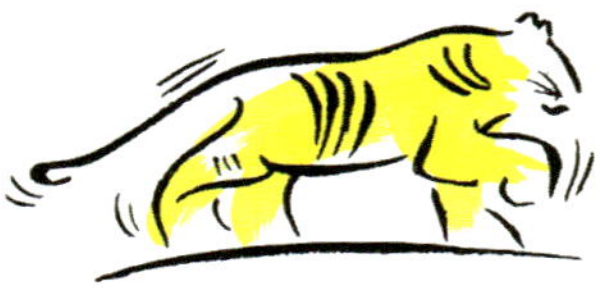

3. Der kleine Tiger spitzt die Ohren

Was bewirkt die Übung?

Weckt die Wahrnehmung für die vertikale Ausrichtung, die anatomisch gute Aufspannung der Wirbelsäule zwischen Beckenboden und Kronenpunkt. Macht Verspannungen im Körper bewusst.
Die Übung ist eine Körpermeditation, kann als Entspannungsübung angewendet werden.

Für wen ist sie geeignet?

Für alle Frauen und Männer, die es mit dem Beckenboden und der vertikalen Stärkung des Rückens ernst meinen.

Wie kann ich den Effekt in den Alltag einbauen?

Mit etwas Übung können Sie die Lotusblume überall absolvieren – im Büro, im Konzert, im Kino, im Auto vor der Ampel (bei Rotlicht, natürlich).

- Aufrecht sitzen. Füße und Knie hüftweit auseinander. Allenfalls den leicht aufgeblasenen Ballon zwischen den Knien balancieren. Das Steißbein nach unten ins Polster fließen lassen, den Kronenpunkt gleichzeitig nach oben zur Decke „ziehen". Das ist wichtig, denn die Länge im unteren Rücken soll nicht auf Kosten des oberen Teils der Wirbelsäule gehen.
- Sitzhöcker zusammenziehen und gleichzeitig nach unten ins Polster schieben. Die Muskelsensation, die dadurch entsteht, über das Steißbein bis zum Kreuz hochziehen.
- Diese Grundspannung durch die ganze Übung halten. Mund leicht öffnen, Zunge an den Gaumen legen, den Atem ruhig kommen und gehen lassen.
- Schultern nach außen-unten entspannen.
- Das Kinn steht zum Hals im rechten Winkel. Am zartesten korrigieren Sie mit der Nasenspitze: Leicht nach unten ziehen, bis sich der Kopf im Nacken ganz leicht anfühlt. Oder, wenn Sie die Tendenz haben, das Kinn einzuziehen, mit der Nasenspitze ein paar Millimeter nach vorn.
- Jetzt mit dem Kronenpunkt, dem höchsten Punkt auf Ihrem Kopf, Fühlung aufnehmen. Schielen Sie 30 Sekunden mit beiden Augen auf die Nasenwurzel, Lider schließen.

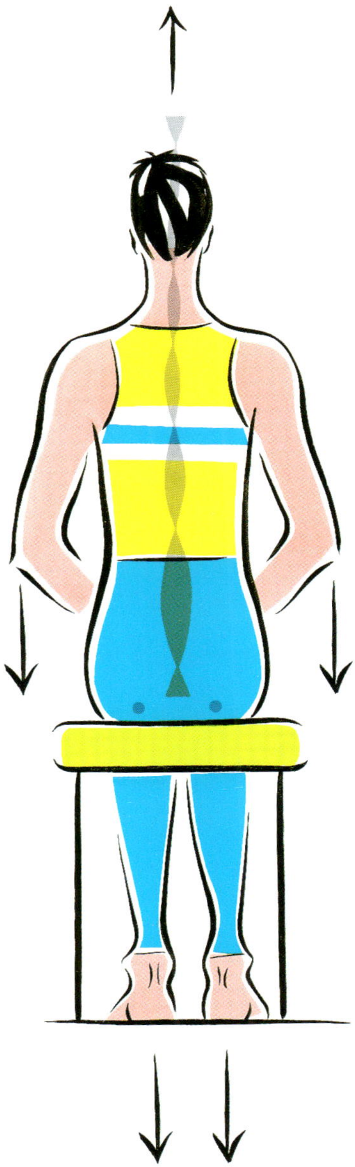

- Jetzt stellen Sie sich vor, ein Marionettenfaden ziehe Ihren Kronenpunkt in einer gleichmäßigen, zarten Girlande (Achterbewegung) Richtung Decke. Die Bewegung ist sehr klein, von außen kaum sichtbar. Wenn Sie dabei leichter werden und das Gefühl haben, zu wachsen, ist es genau richtig.
- Schwierig? Summen Sie. Richtig schön laut. Und folgen Sie dem Ton. Klingt er leicht gequetscht, ist entweder das Kinn zu sehr eingezogen oder der Kopf drückt auf den Atlas. Summen, den Kronenpunkt weiter nach oben „girlanden", den Beckenboden aktiviert halten und die Sitzhöcker in das Stuhlpolster schieben.
- Wenn Sie sich anfangs beim Ohrenspitzen verkrampfen: Konzentrieren Sie sich auf die Länge der Wirbelsäule, also auf die vertikale Ausrichtung. Entspannen Sie alle horizontalen Körper- und Muskelpartien – den Kiefer, die Schultern, die Brust, die Rippen.

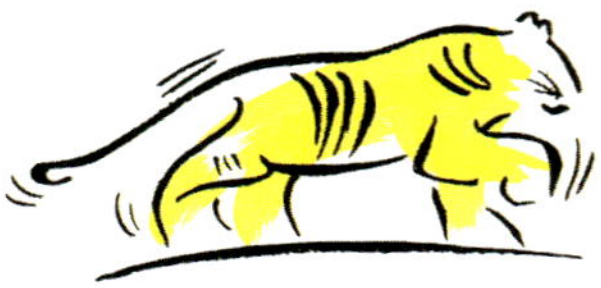

4. Tiger tappst

Was bewirkt die Übung?

Mit dieser Übung erleben Sie, was beim koordinierten aufrechten Gehen geschieht und wie die beiden Seiten unabhängig voneinander arbeiten. Die eine Seite des Beckenbodens stabilisiert Becken und Hüfte, trägt die Hälfte des Gewichtes, die andere bringt das Hüftgelenk und den Kopf des Oberschenkels in die optimale Position, um das Bein anzuheben. Und der hälftige Beckenboden trägt und bewegt die Hälfte des Torsos.

Für wen ist sie geeignet?

Ein Muss für das Tiger Feeling beim Gehen, Treppensteigen, Laufen, Walken, Joggen – wie immer Sie die aufgerichtete Fortbewegung praktizieren.

Wie kann ich den Effekt in den Alltag einbauen?

Immer, wenn Sie sitzen. Im Büro, im Flugzeug, im Wartezimmer des Arztes, im Konzert, im Kaffee … Je öfter Sie üben, umso schneller übernimmt der Körper das ökonomische „neue" Muster beim Gehen.

- Auf einen Stuhl setzen. Am Anfang spüren Sie auf einem harten mit glatter Sitzfläche mehr als auf einem gepolsterten. Später spielt das keine Rolle mehr. Füße hüftweit auseinander. Das Grundgelenk der Großzehe und die Außenseite der Ferse belasten. Stellen Sie sich vor, vom einen Punkt zum anderen führe eine Brücke – und schon haben Sie das Längsgewölbe des Fußes aktiviert.
- Rücken aufrichten, indem Sie den Kronenpunkt Richtung Decke ausrichten, Kinn zu Hals im rechten Winkel.
- Fersen senkrecht in den Boden schieben. Das Gefühl an den Sitzhöckern aufnehmen, intensivieren.
- Die Sitzhöcker mit dem Steißbein „verbinden", Steißbein gleichzeitig nach unten fließen lassen. (Falls das für Sie paradox klingt: nicht aufhalten, einfach probieren, bis es geht.)
- Den oberen Rücken vertikal entspannen, also Wirbel um Wirbel zart zum Kronenpunkt hin ausrichten. Das ist besonders wichtig für Menschen mit Tendenz zu oder vorhandenem Rundrücken (Frauen mit großem Busen, auch Implantate).

Phase 1

- Linke Ferse in den Boden schieben, die rechte, abwechseln, bis Ihnen das An-Ort-Wandern mit den Sitzhöckern vertraut ist.

Phase 2

- Wenn Sie Kontrolle über die Kraft am Hosenboden gewonnen haben: Linke Ferse kurz in den Boden schieben, dann das linke Bein anheben, Fuß kommt vom Boden weg. Wieder aufsetzen, Seite wechseln.
- Springen sofort die Muskeln am vorderen Oberschenkel? Noch zu schwach. Bei Phase 1 bleiben, bis Sie das Bein aus dem Beckenboden anheben können.
- Weicht der Oberkörper beim Beinwechsel richtig schräg zur Seite aus? Noch zu schwach. Bei Phase 1 bleiben, bis Sie den Torso absolut gerade halten können.
- Nicht frustriert sein! Dranbleiben. Jeden Tag ein paarmal versuchen. Dann dauert's drei Tage, bis Sie Phase 2 beherrschen.

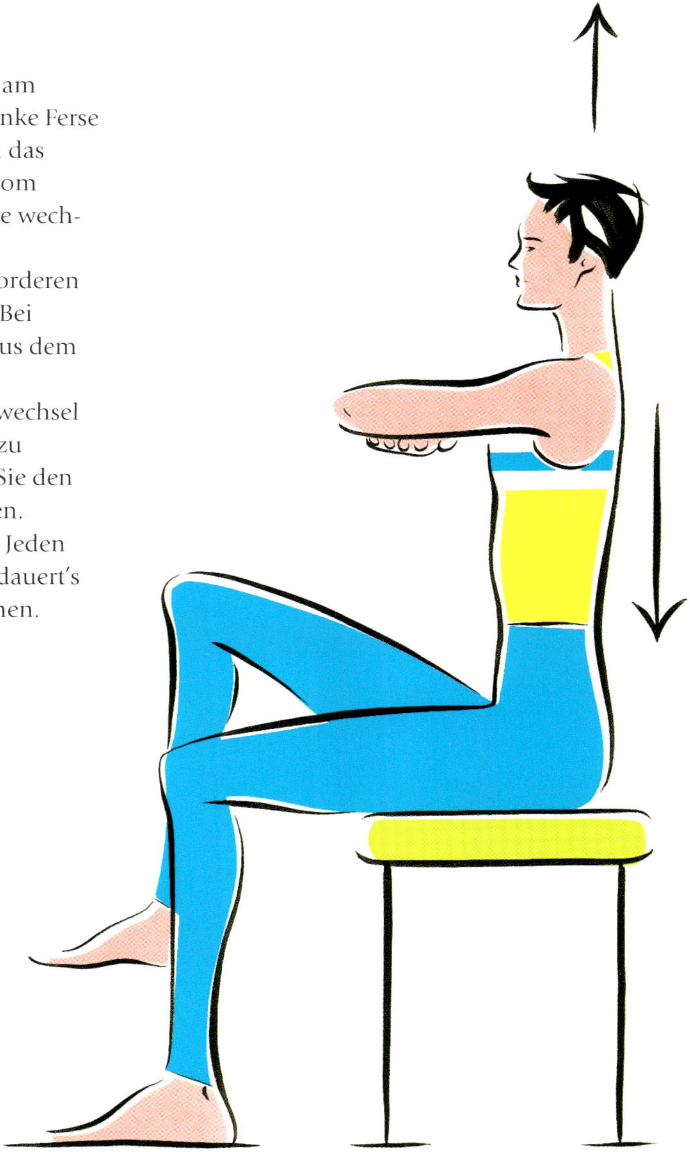

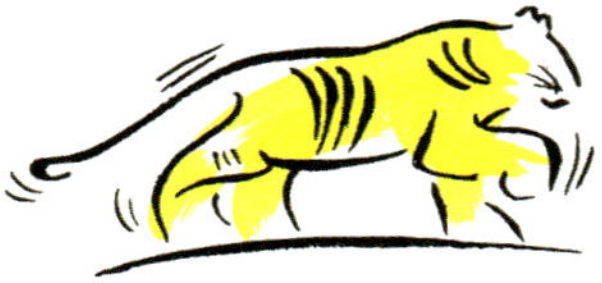

5. Tiger wird mutig

Was bewirkt die Übung?

Dehnt die Muskulatur der Innenschenkel. Durch die perfekte Auf- und Ausrichtung des knöchernen Beckens auch die der Hüften, des unteren Rückens und der Innenschenkel. Und das alles ist wichtig, wenn Sie den Beckenboden vollwertig entwickeln und einsetzen möchten.

Für wen ist sie geeignet?

Für alle. Falls Sie künstliche Hüftgelenke eingesetzt haben: Machen Sie diese Hüftdehnung erst nach etwa drei Wochen konsequentem Training der Beckenbodenmuskulatur. Ebenfalls bei angeborener Hüftdysplasie (die sehr sehr selten ist).

Wie kann ich den Effekt in den Alltag einbauen?

Die Bewegung entspricht dem Ausfallschritt und der Grätsche. Sie verringern die Verletzungsgefahr beim Inlineskating, Skilaufen, Snowboarden, Tanzen, Aerobics, Steppen – zum Beispiel. Die Hüften werden geschmeidig, Sie können leichter in die Hocke – und Frauen profitieren bei den körperlichen Freuden der Liebe von geschmeidigen Hüftgelenken und kräftigen Hüftmuskeln.

- Breitbeinig auf der vorderen Stuhlkante sitzen.
- Mittelfuß, Knie, Hüfte liegen auf einer Achse. Das ist wichtig.
- Sitzhöcker zusammenziehen, um den Beckenboden zu aktivieren. Die Sitzhöcker gleichzeitig in die Sitzfläche schieben und nach hinten ziehen. Klingt ein bisschen paradox, stimmt, probieren Sie es aus.
- Wenn sich das Gefühl einstellt, Oberschenkel, Hüften und Kreuz würden länger: Genauso muss es sein.
- Innenschenkel mit den Händen fassen. Schultern nach außen-unten entspannen, Kronenpunkt nach oben ausrichten.
- Einatmen, Beckenboden aktivieren, mit den Händen die Oberschenkel nach außen drehen, Oberkörper pfeilgerade vorbeugen.
- Einen Atemzug entspannen, wieder einatmen, Beckenboden aktivieren, Wirbelsäule langziehen, Oberschenkel ausdrehen, vorbeugen.
- Wiederholen Sie diesen Vorgang, bis Sie sich nicht mehr weiter nach vorn senken können.
- Achtung: Den Kniestand kontrollieren Sie mit den Händen an den Oberschenkeln, sie dürfen nicht nach innen fallen, sondern stehen während der ganzen Übung exakt über dem Mittelfuß.
- 3-mal wiederholen.

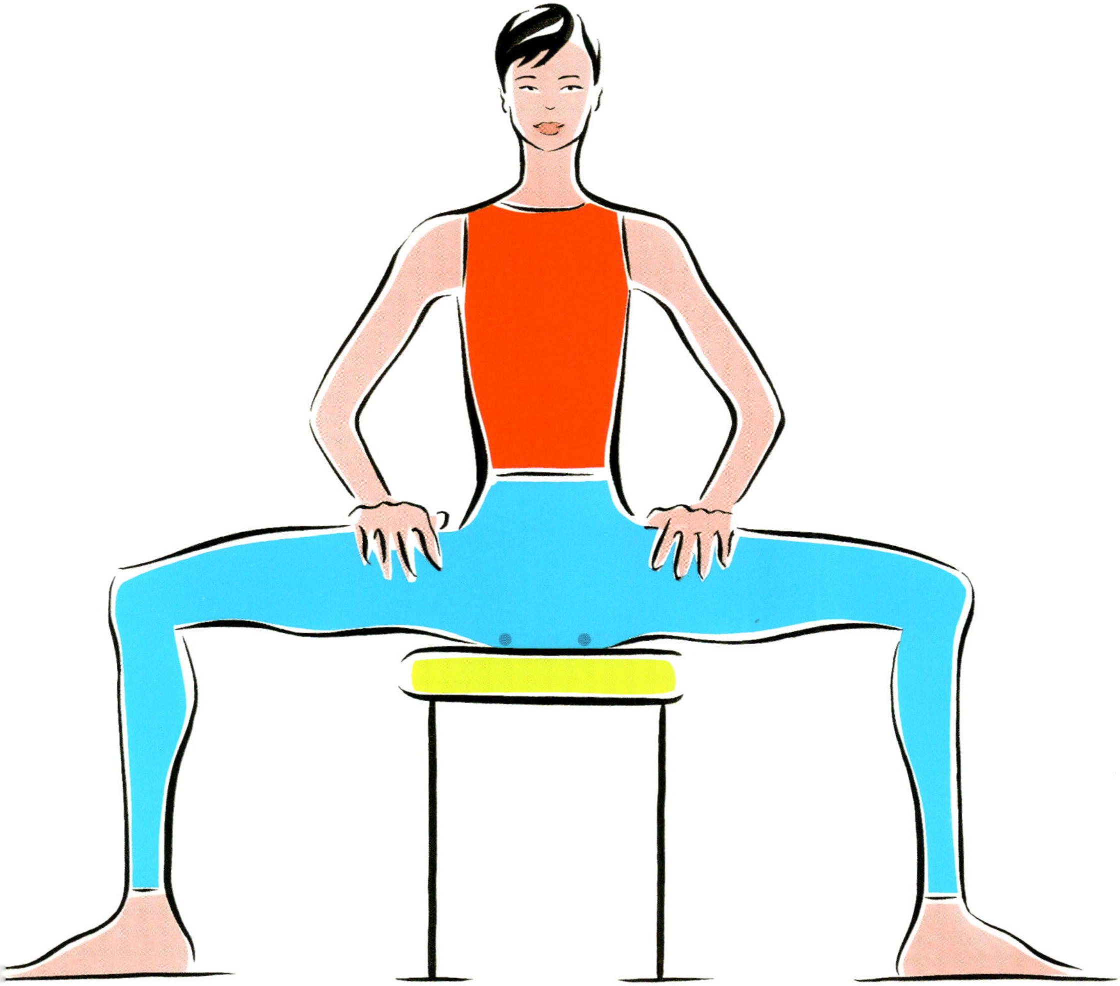

Zweite Serie

Abends vor dem Einschlafen,
morgens vor dem Aufstehen,
im Fitnessstudio vor dem
Training zum Anwärmen und
für die perfekte Haltung,
nach dem Training zum Dehnen
und aktiven Entspannen.

Für ein starkes Rückgrat und perfekte Haltung

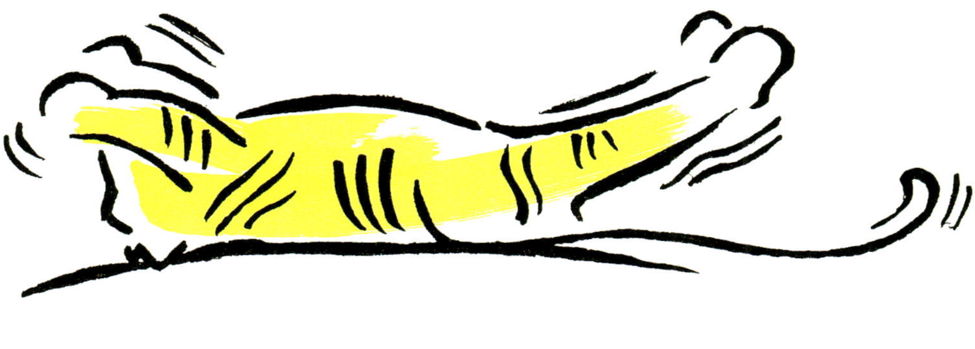

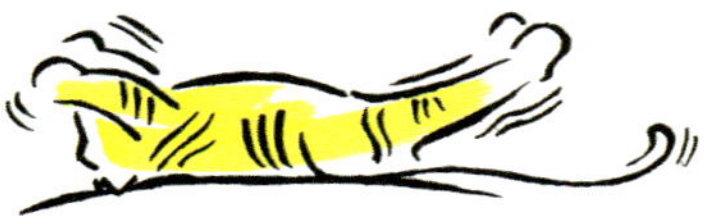

6. Tiger macht den Rücken lang

Was bewirkt die Übung?

Tiger rückenlang weckt das Bewusstsein für den sanften und anatomiegerechten Umgang mit dem Rücken. Die allgegenwärtige Formel, „Gesäß und Bauch anspannen und den Rücken auf den Boden drücken", produziert Millionen von Flachrücken und verspannten Schultergürteln. Die schonende Art, die Sie jetzt kennen lernen, drückt die natürlichen Kurven der Wirbelsäule nicht einfach flach, sondern optimiert und harmonisiert sie durch behutsames Dehnen.

Für wen ist sie geeignet?

Mussübung in meinem Beckenbodentraining. Beginnen Sie jede Trainingseinheit auf dem Rücken liegend mit dieser Übung.

Wie kann ich den Effekt in den Alltag einbauen?

Im Bett, abends vor dem Einschlafen, wenn Sie mal wach liegen und den Wiedereinstieg in die Traumwelt suchen, morgens vor den Aufstehen, zwischendurch zum aktiven Entspannen.

- Legen Sie sich rückenschonend auf eine Matte: zuerst auf die Seite legen, dann behutsam auf den Rücken rollen.
- Beine sind angewinkelt, die Füße hüftweit auseinander. Wenn Sie die Tendenz haben, die Knie zusammenzuziehen oder weit auseinander fallen zu lassen: Den leicht aufgeblasenen Ballon (Sie kennen ihn aus dem Kapitel ab Seite 19) federleicht zwischen den Knien balancieren. Fuß, Knie und Hüfte müssen eine Linie bilden, wenn die tiefsten Muskelschichten „skelettgerecht" gestärkt werden sollen.
- Kopf auf Tennisball oder Ballon legen.

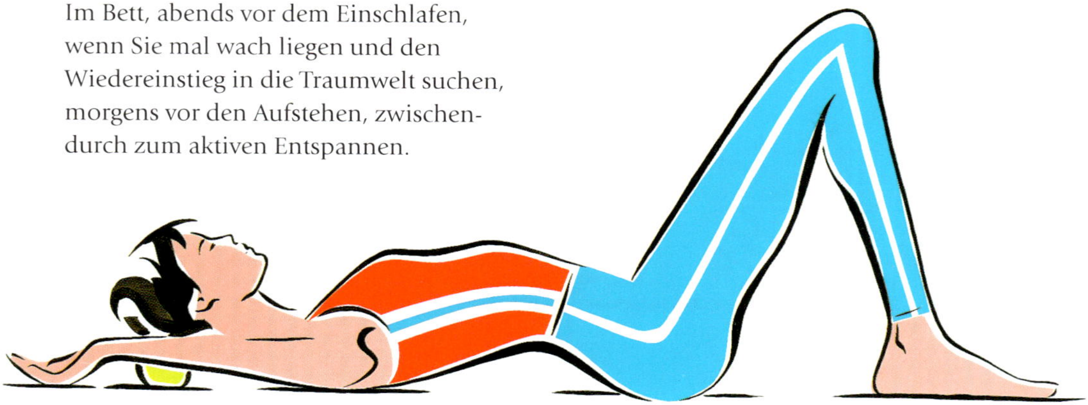

- Füße parallel ausgerichtet, die großen Zehen bilden kein V, kein A, sondern ein H. Grundgelenk der Großzehe und Außenseite Ferse halten Bodenkontakt.
- Leicht ins Hohlkreuz. Beckenboden aktivieren, indem Sie die Fersen in den Boden stoßen, die Reaktion des Beckenbodens an den Sitzhöckern aufnehmen und bis zum Steißbein hochziehen.
- Steißbein und Schambein Richtung Fersen ziehen, den Kronenpunkt in die Gegenrichtung, ziehen, ziehen, ziehen – bis der Rücken zart am Boden aufliegt – und der Bauch ganz entspannt ist.
- Wiederholen, bis es sitzt. Wenn Sie sehr steif sind im Kreuz, kann das eine Weile dauern. Auch ein richtig alteingesessener Rundrücken kann Sie beim Rückenlangmachen sabotieren. Haben Sie Geduld.
- Wenn der Bauch bretthart wird, weil er dem neuen Rückenfrieden nicht traut: ein schweres Kissen drauflegen oder das dicke, schwere Lexikon, das im Bücherregal nur Staub fängt.

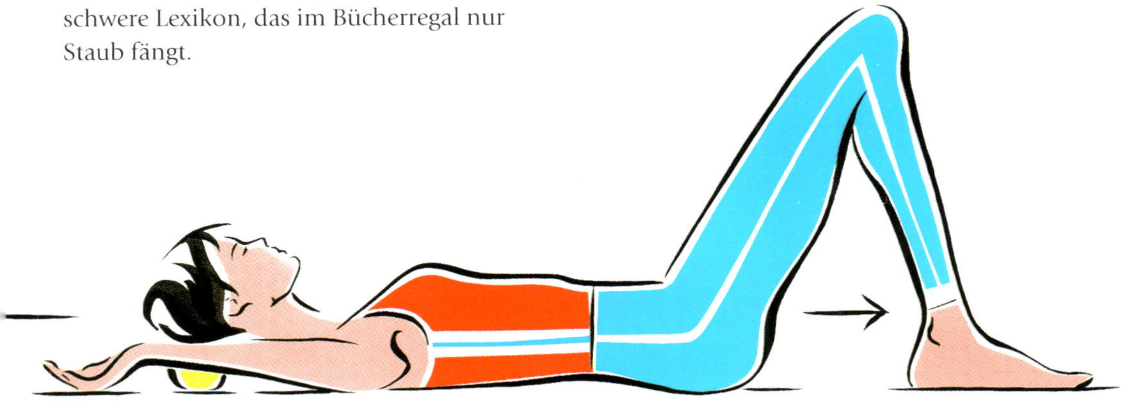

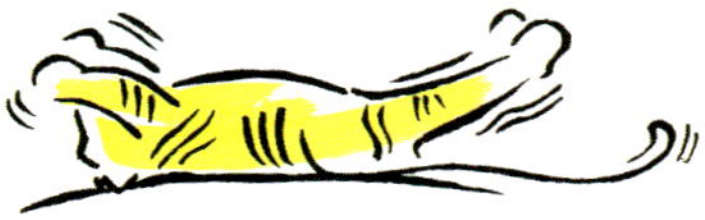

7. Tiger in Seitenlage

Was bewirkt die Übung?
Zeigt Ihnen, wo die Verspannungen und muskulären Verkürzungen Ihres Rückens sitzen – und die Auflösung durch Beckenbodeneinsatz. Entlastet das Kreuz (Lendenwirbel, Iliosakralgelenke, Steißbein) vom Überdruck. Und schenkt Ihnen außerdem eine schlanke Taille.

Für wen ist sie geeignet?
Für alle.

Wie kann ich den Effekt in den Alltag einbauen?
Schlafen Sie gern auf der Seite? Also, bevor der Sandmann streut, ein paarmal machen. Funktioniert auch auf dem Liegestuhl oder beim Sonnenbad auf der grünen Wiese.

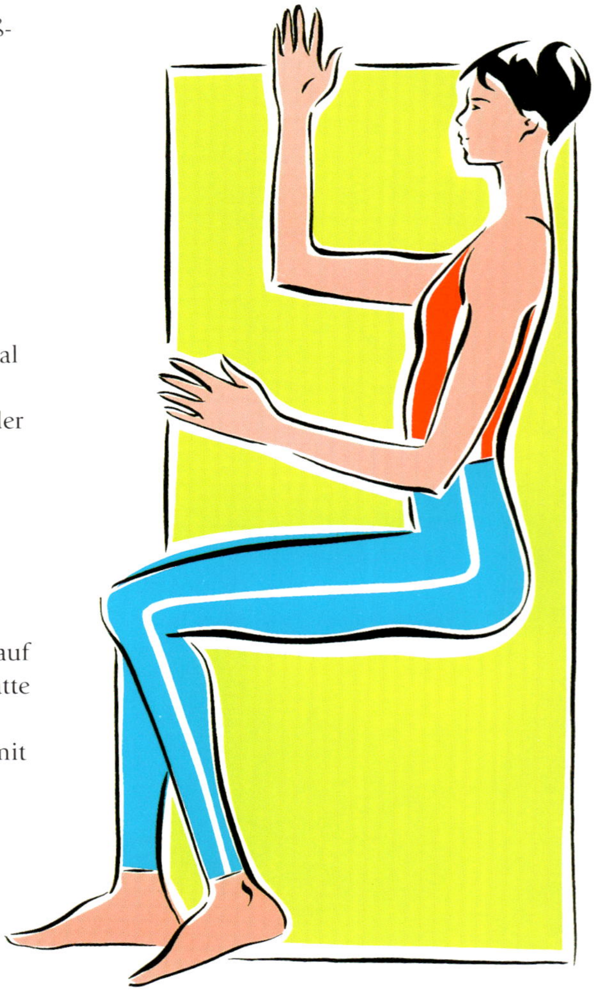

- Seitlich auf die Matte legen. Den Kopf auf die Arme, ein niedriges Kissen, eine Matte oder ein Frottiertuch legen.
- Luftballon in der Taille unterlegen, damit die Wirbelsäule gerade liegt, nicht gekrümmt.

- Die Beine liegen im rechten Winkel. Zwischen die Knie einen Luftballon oder ein Kissen geben, damit Sie richtig knuddelig bequem liegen.
- Leicht ins Hohlkreuz gehen. Sie haben zwei Möglichkeiten: einfach den Rücken rund machen oder die Sitzhöcker nach hinten-oben ziehen, bis sich das Kreuz leicht hohl anfühlt. Die zweite ist die sichere Variante, aber auch die schwierigere. Probieren Sie's einfach immer wieder, bis es der Körper versteht.
- Beckenboden aktivieren, indem Sie die Sitzhöcker zusammenziehen, den Muskelzug über den After zum Steißbein hochziehen.
- Steißbein und Schambein gleichzeitig zu den Fersen ziehen. Das ergibt wieder den scheinbar paradoxen Doppelzug, der über dem Steißbein den Kraftpunkt weckt.
- Wieder ins Hohlkreuz, wiederholen. Lieber 1000-mal als nur 3-mal.
- Wenn Sie merken, dass mit dem Aktivieren des Beckenbodens ein Zucken im Kreuz einhergeht und sich automatisch der Bauch verkürzt: Konzentrieren Sie sich darauf, das Schambein („Charmebein" schrieb kürzlich eine Frau in Ihrer Krankengeschichte!) nach unten zu ziehen.
- Kronenpunkt in die Gegenrichtung ziehen, bis die Brustwirbelsäule lang und leicht ist.
- Sie können diese Übung an einer Wand machen, genauso, wie beschrieben. So haben Sie eine Führung.

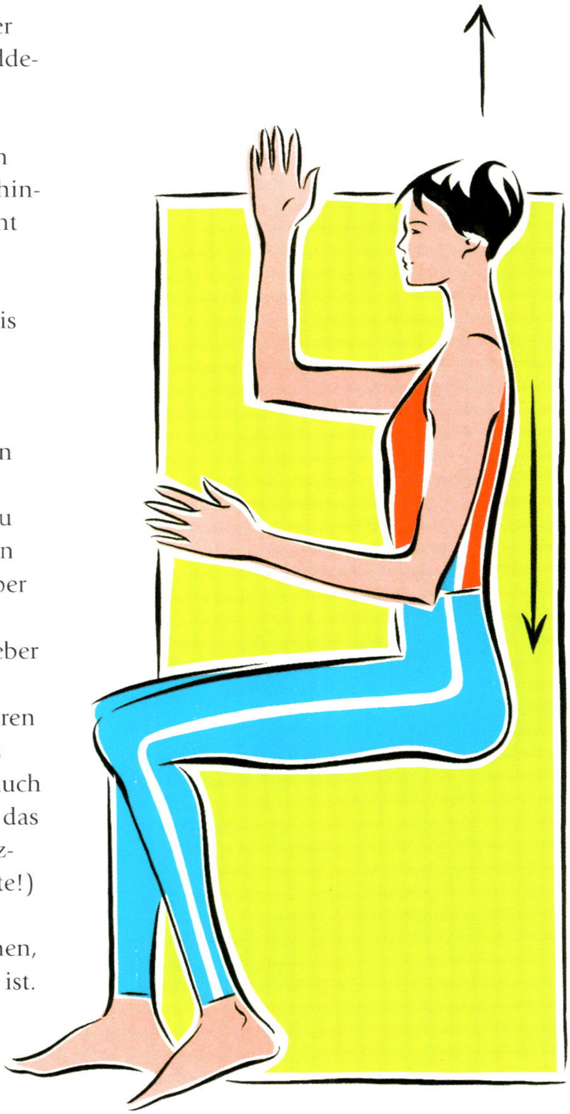

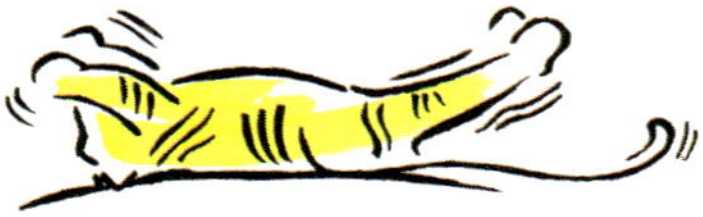

8. Tiger auf dem Bauch

Was bewirkt die Übung?
Erleichtert die Öffnung und Verlängerung des Kreuzes. Hilft, den Rücken entspannt vertikal auszurichten.

Für wen ist sie geeignet?
Für alle – außer schwangeren Frauen. Frauen mit großem Busen oder großem Bauch können die Übung im Bett auf der Matratze machen.

Wie kann ich den Effekt in den Alltag einbauen?
Suchen Sie ein Bild für Ihr Gefühl, sagen Sie sich im Selbstgespräch laut und blumig vor, wie Sie sich rückenlang in Bauchlage fühlen. Dann können Sie Ihre Empfindung jederzeit im Stehen abrufen und auf den Körper übertragen. (Funktioniert natürlich auch bei allen anderen Übungen.)

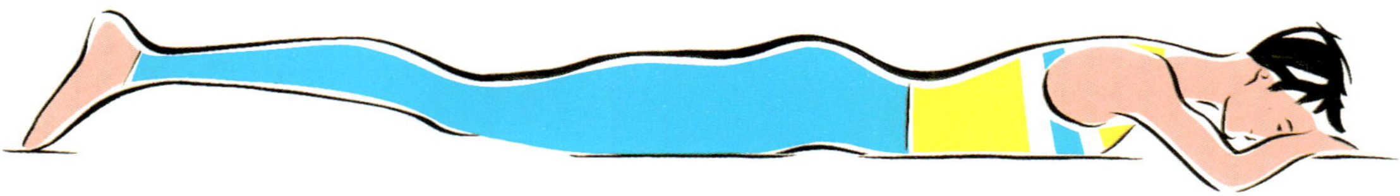

- Legen Sie sich so vor einer Wand auf den Bauch, dass die Füße die Wand leicht berühren. Beine parallel, Füße hüftweit auseinander.
- Stirn auf die Hände legen. Oder auf den Luftballon, ein gefaltetes Tuch, ein kleines Kissen.
- Sitzhöcker nach hinten-oben ziehen, bis das Kreuz leicht hohl ist.
- Beckenboden aktivieren, über den After zum Steißbein hoch- und gleichzeitig Scham- und Steißbein zu den Fersen und den Kronenpunkt in die Gegenrichtung ziehen. Einen Atemzug lang halten.
- Wiederholen, Dehnung des Rückens zwei Atemzüge lang halten.
- Wiederholen, drei Atemzüge lang halten.

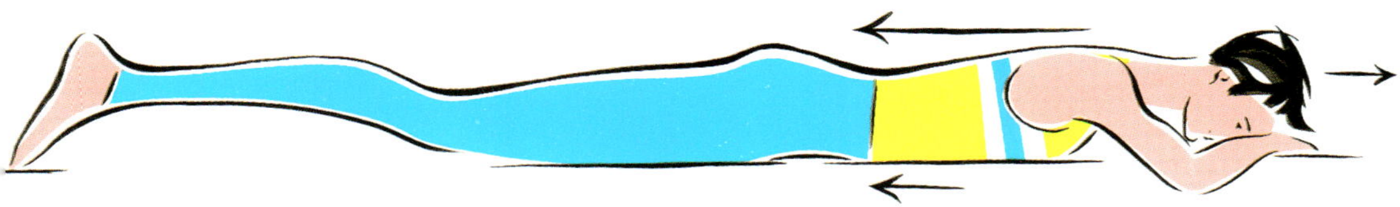

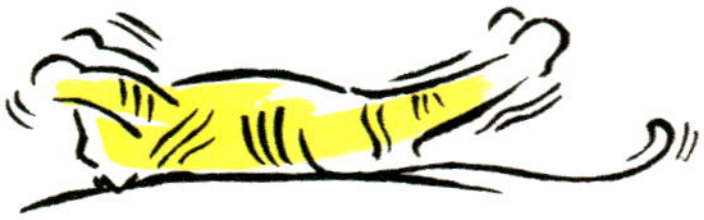

9. Der Tiger schwimmt

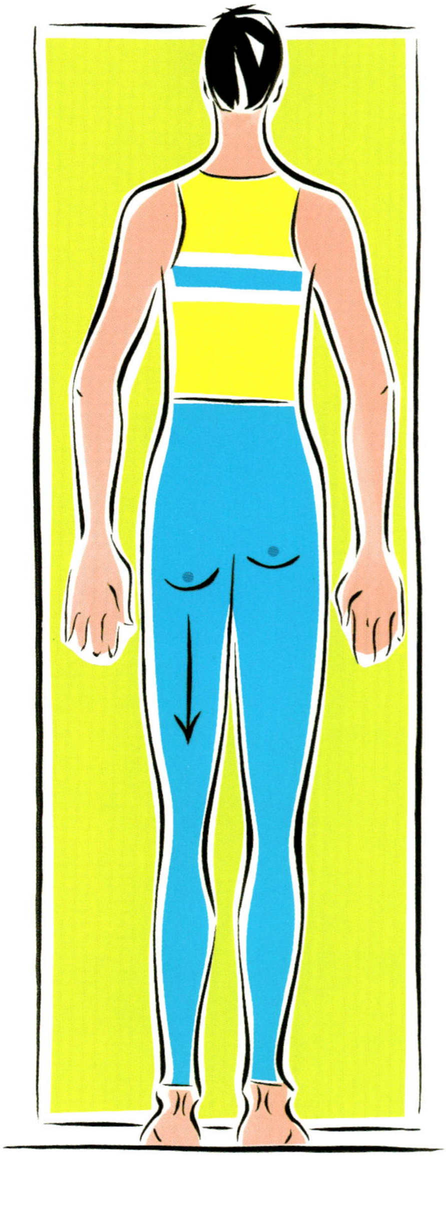

Was bewirkt die Übung?
Vermittelt ein Gefühl für das koordinierte Zusammenspiel von Becken und Wirbelsäule beim Gehen. Trainiert die entsprechenden tief liegenden Muskeln.

Für wen ist sie geeignet?
Bei Hüftschiefstand, Skoliose, schmerzendem Kreuz, Problemen mit den Lendenwirbeln, mit dem Ischiasnerv, den Kreuzbeingelenken. Mit dieser Übung werden Sie die Beschwerden los.

Wie kann ich den Effekt in den Alltag einbauen?
Reservieren Sie sich die Zeit, die Sie brauchen. Für die gesamte dritte Serie brauchen Sie höchstens 10 Minuten, wenn Sie die Übungen beherrschen, noch weniger.

- Grundposition Bauchlage wie in Übung 8. Gehen Sie noch einen Schritt weiter in der entspannten vertikalen Ausrichtung: Ziehen Sie die Rippen auseinander und ganz zart Richtung Wirbelsäule. Wenn Sie sich plötzlich leicht wie eine Schwanenfeder fühlen: Applaus.
- Füße an der Wand aufstellen, Großzehengrundgelenk und Außenseite Ferse liegen an der Wand auf.
- Sitzhöcker nach hinten-oben, bis sich das leichte Hohlkreuz einstellt. Beckenboden aktivieren, über den After zum Steißbein hochziehen, Steiß- und Schambein gleichzeitig Richtung Fersen verlängern.
- Diese Grundspannung halten und die rechte Ferse in die Wand stoßen, die linke, die rechte, die linke – so oft Sie mögen!
- Achtung: Die Hüften bleiben ganz ruhig. Die Bewegung kommt aus den Kreuzbeinen und ist so klein, dass Sie sich (und mich) ums Haar fragen möchten, was das soll. Sobald Sie bei jedem Fersenschub auch den Beckenboden tüchtig und bewusst einseitig aktivieren, werden Sie wissen, worum es geht – um den Tiger Walk.

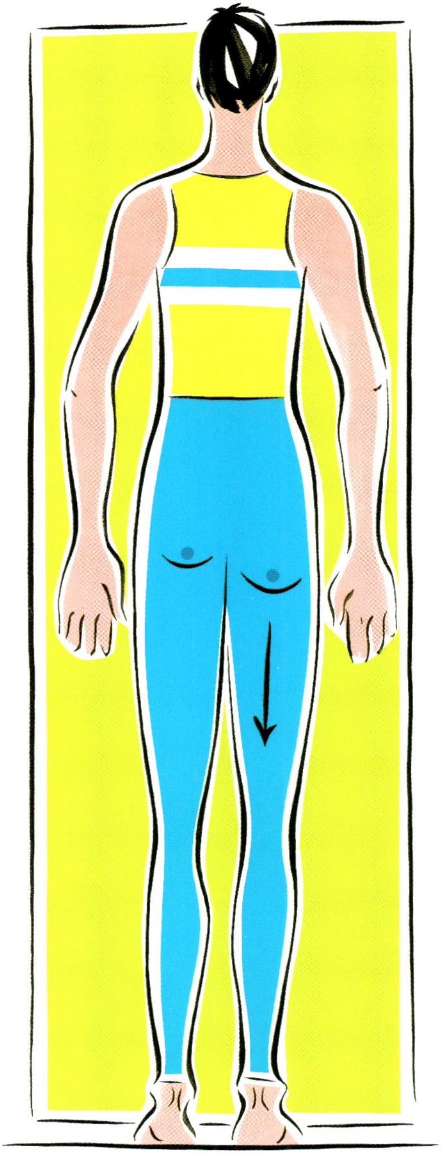

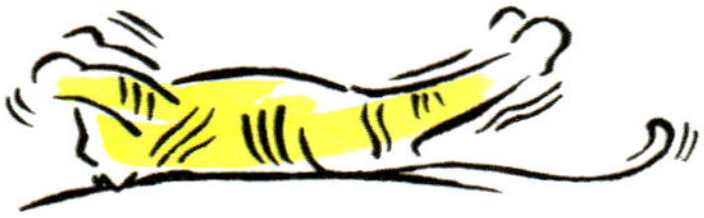

10. Tiger entdeckt die Schultern

Was bewirkt die Übung?

Vernetzt die gesamte Rückenmuskulatur mit dem Beckenboden. Zeigt Ihnen flux, wie Sie die Schultern ganz leicht anatomisch perfekt setzen können. Ohne Weh. Kräftigt Deltoid und Trapezius. Und bringt die Arme wieder in die natürliche, koordinierte Ordnung.

Für wen ist sie geeignet?

Für alle verkrampften Schultern dieser Welt. Macht Rundrücken gerade. Befreit Schulterdächer vom Druck der Oberarmkugeln. Befreit die Nerven, die zu Migräne oder zu Tennisarm führen können.

Wie kann ich den Effekt in den Alltag einbauen?

Im Liegen können Sie nicht ausweichen. Sobald Sie ein Gefühl für die Übung entwickelt haben, ist sie genauso im Sitzen machbar.

- Grundposition in Bauchlage einnehmen. Die Stirn auf den Ballon oder einen Softball oder ein Kissen legen. Wirbelsäule zwischen Beckenboden und Kronenpunkt aufspannen, wie in Übung 8 und 9 beschrieben.
- Arme parallel zum Körper, Handflächen zur Decke. Stellen Sie sich vor, die Mittelfinger würden an einem Marionettenfaden nach unten gezogen – bis sich die Schultern leicht fühlen.
- Die Ellbogen ganz leicht anwinkeln und auseinander ziehen, ohne sie zu bewegen. Das weckt wieder den Kraftpunkt im Rücken.
- Fäustchen machen, die schauen genauso Richtung Himmel, wenn Sie jetzt die Muskeln des Oberarmes nach außen (oder hinten, je nachdem, wie Sie's verstehen) ausdrehen, rotieren, twisten.
- Wahrscheinlich will sich der Kopf und der oberste Teil des Rückens leicht vom Boden heben. Das ist in Ordnung, geben Sie dem Impuls nach.
- Einen Atemzug halten, in Ausgangsposition entspannen, wiederholen – sooft Sie mögen. Wenn die Aufspannung im unteren Rücken verloren geht: leicht ins Hohlkreuz, Beckenboden aktivieren, Scham- und Steißbein zu den Fersen ziehen und – halten.

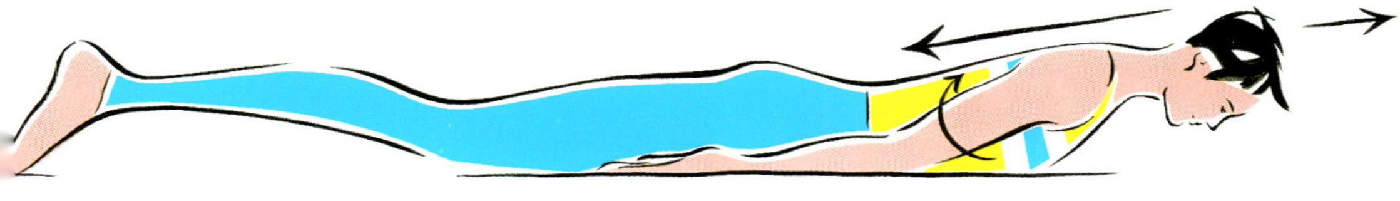

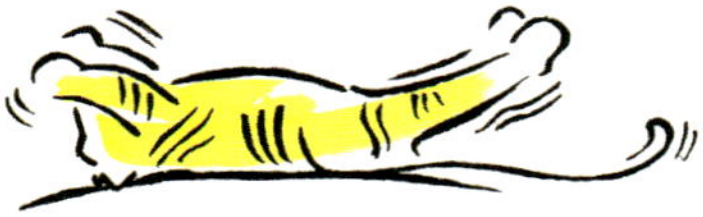

11. Tiger tankt Power

Was bewirkt die Übung?
Vermittelt Ihnen die Wahrnehmung, wie die Muskeln des Beckenbodens bis in die Ferse eine Kettenreaktion auslösen können. Stabilisiert das Bein in der statisch optimalen Ausrichtung im Muskelnetz. Bettet auch das Knie schützend ein.

Für wen ist sie geeignet?
Für O-Beine, X-Beine, Schlotterknie, geschädigte Menisken, schwache Kreuzbänder. Und außerdem eine Megapowerübung für den Beckenboden.

Wie kann ich den Effekt in den Alltag einbauen?
Es gibt bei jedem Schritt, den Sie machen, genau die Konstellation, die Sie mit dieser Übung trainieren. Besonders schnell spüren Sie den Effekt beim Treppensteigen, auch wenn Sie ein paar Kilo zuviel auf den Rippen haben – der neue Beckenboden nimmt Ihnen die Last ab.

- Rückenlage. Die Idealposition wie in Tiger rückenlang (Übung 6) einnehmen. Tennisball oder Luftballon unter den Kopf. Beine angewinkelt.
- Schultern, Nacken, Kopf, Brust, Bauch entspannen und in die Unterlage fließen lassen.
- Ein Bein am Boden ausstrecken das andere zur Brust ziehen und mit den Händen umfassen. Achtung: Das Becken nicht vom Boden heben. Stellen Sie sich vor, die Sitzhöcker seien kleine Anker im Boden.
- Das ausgestreckte Bein leicht beugen. Zehen zeigt zum Himmel (flex), die Ferse steht aufrecht.
- Aus dem Beckenboden die Ferse senkrecht in den Boden stoßen, leicht lösen, stoßen. Mindestens 20-mal, auf 60 Stoßimpulse steigern. Seite wechseln.
- Steigerung: Setzen Sie die Ferse auf den Luftballon. Ist im ersten Moment ein bisschen wacklig, hilft Ihnen indes zu mehr Wahrnehmung, zu subtileren Impulsen.

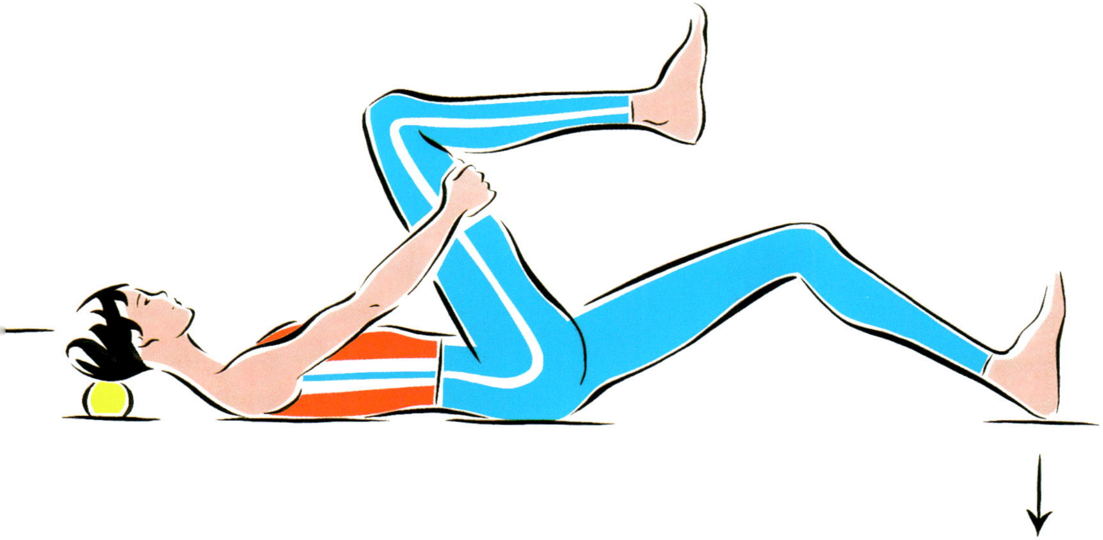

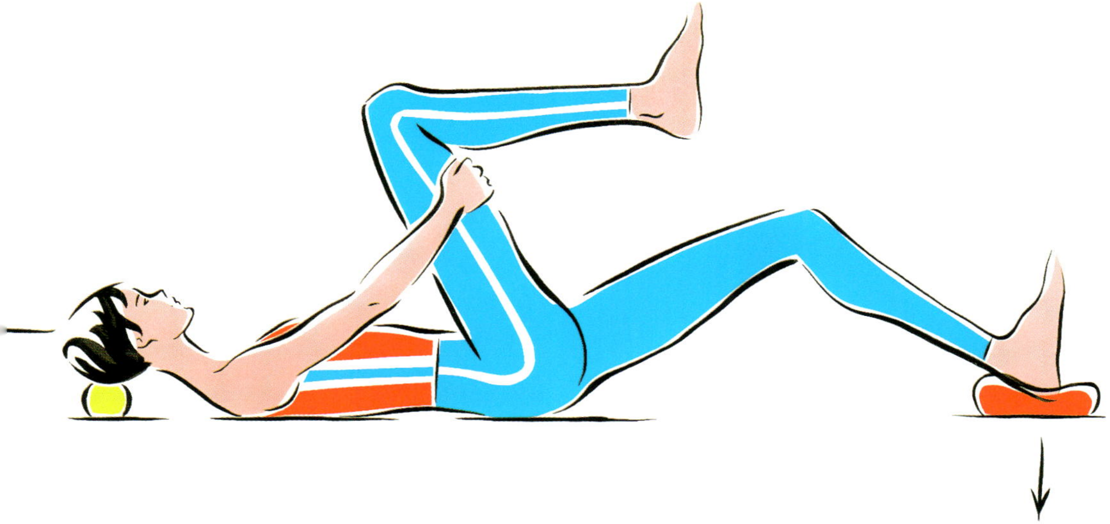

Dritte Serie

Die fünf Übungen machen ein powervolles 10-Minuten-Training. Sie können die „Hosenbodenkraft“ und die Geschmeidigkeit der Wirbelsäule sofort in den Alltag einbauen.

Zehn Minuten für kraftvolle Muskelvernetzung und für eine geschmeidige Wirbelsäule

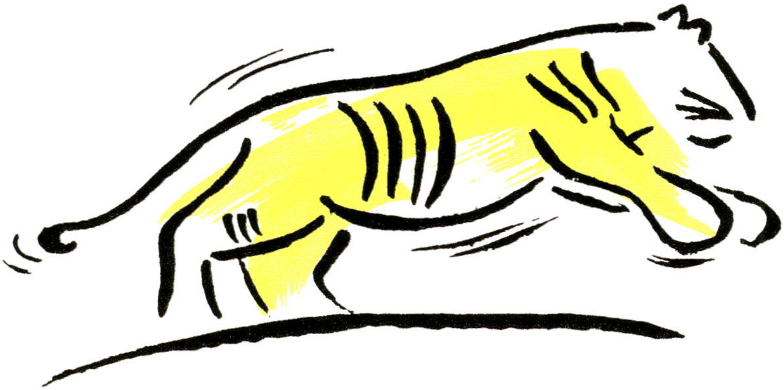

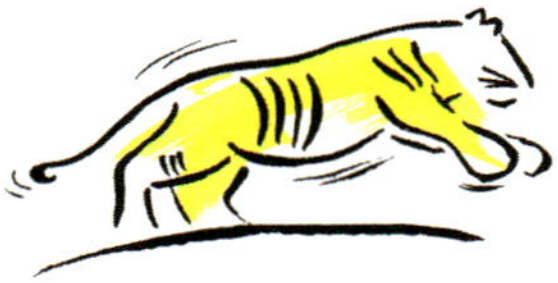

12. Tiger lernt das Sitzen

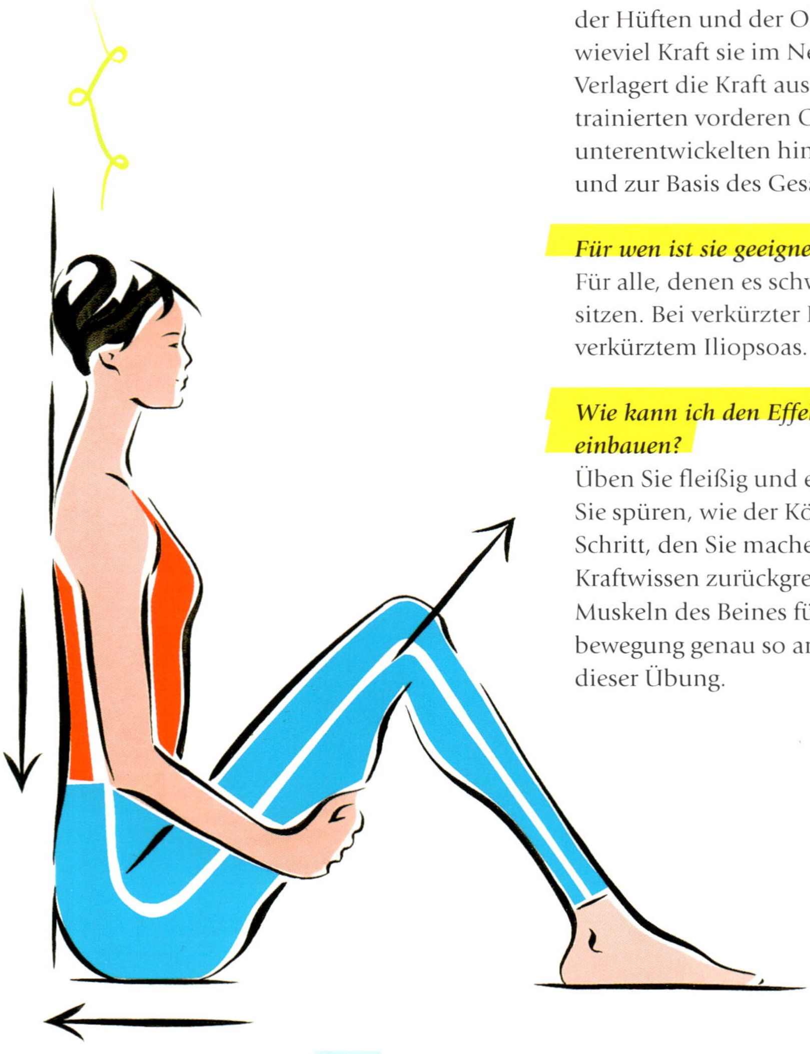

Was bewirkt die Übung?

Sie stellt die Verbindung zwischen Ferse/Fuß und Beckenboden unmissverständlich her. Die Muskeln des Rückens, der Hüften und der Oberschenkel lernen, wieviel Kraft sie im Netzwerk haben. Verlagert die Kraft aus dem meist übertrainierten vorderen Oberschenkel zum unterentwickelten hinteren Oberschenkel und zur Basis des Gesäßes.

Für wen ist sie geeignet?

Für alle, denen es schwerfällt, aufrecht zu sitzen. Bei verkürzter Hüftmuskulatur, verkürztem Iliopsoas.

Wie kann ich den Effekt in den Alltag einbauen?

Üben Sie fleißig und eines Tages werden Sie spüren, wie der Körper bei jedem Schritt, den Sie machen, auf das neue Kraftwissen zurückgreift und die Muskeln des Beines für die Vorwärtsbewegung genau so arbeiten wie in dieser Übung.

- Setzen Sie sich an eine Wand und schieben Sie das Gesäß richtig ran. Das ist wichtig.
- Ein Bein ist angewinkelt. Sie können es mit beiden Armen umfassen und sich daran aufrichten, bis das Rückgrat – nicht die Halswirbelsäule und nicht der Kopf – leicht und lang an der Wand lehnen.
- Das andere Bein nicht ganz ausstrecken. Senkrecht auf die Ferse stellen, die Zehen zeigen möglichst entspannt zur Decke.
- Zwischen Boden und Knie sind – je nach Beinlänge – 10 bis 25 cm Abstand.
- Ferse senkrecht in den Boden schieben. Nur das. Und möglichst entspannt. Nur die Ferse in den Boden schieben. Wenn Sie sich verkrampfen und mit dem Oberkörper und den Schultern mitarbeiten möchten: Den Luftballon unter die Ferse legen – und die Ferse in den Boden schieben.
- Lösen, wiederholen. Anfangs fühlt sich das bei vielen Menschen an, als säßen sie auf einem Blasebalg. Sinn der Übung ist es, die Muskelkraft des Beckenbodens dosieren zu lernen und automatisch situationsangepasst zu reagieren.
- Lassen Sie also den Beckenboden nur 30% los, wieder voll aktivieren (Fersenstoßen!), 50% lösen, aktivieren, 10% lösen – spielerisch, entspannt, leicht. Mit 20 Wiederholungen anfangen, auf 100 steigern.

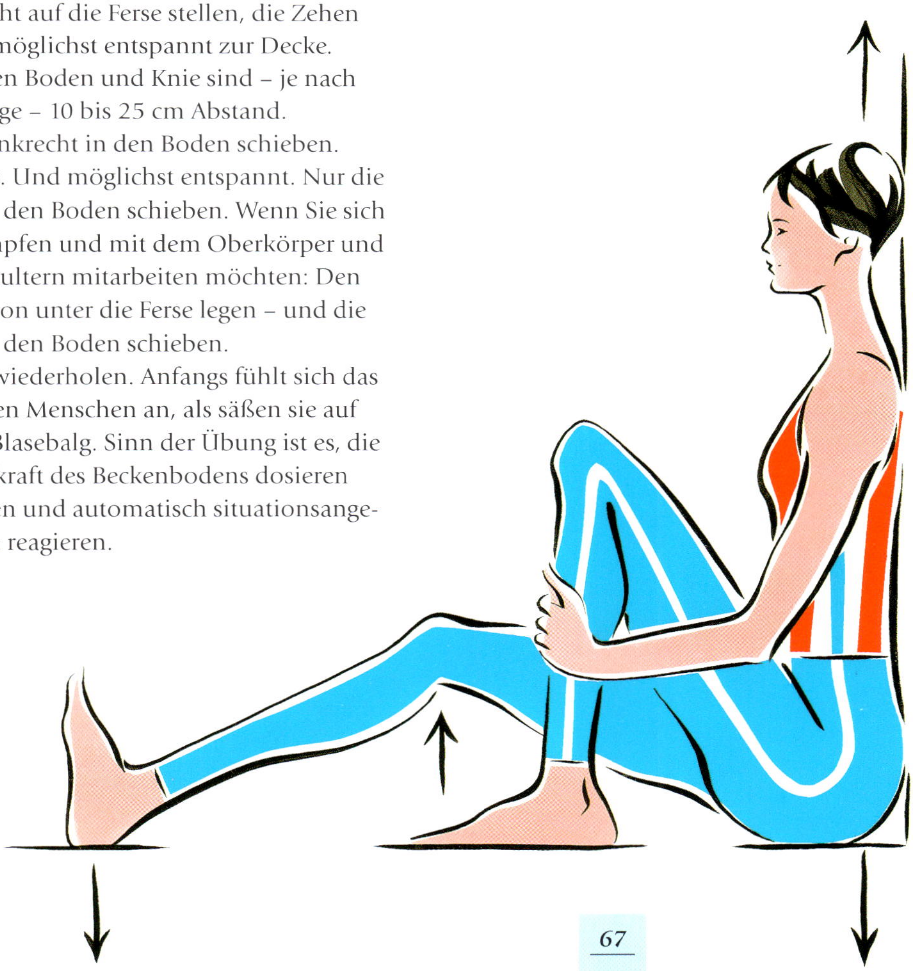

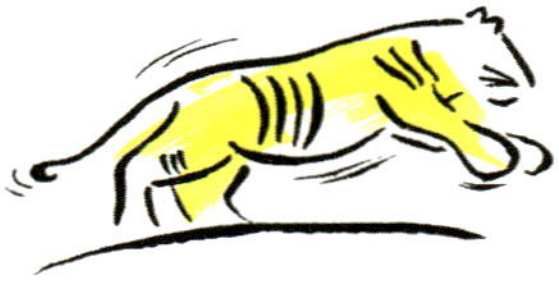

13. Tiger macht sich groß

Was bewirkt die Übung?
Sie macht die Wirbelsäule wieder geschmeidig. Bringt mehr Raum, Weite zwischen die Wirbel, befreit so die Bandscheiben von Druck. Vor allem die Lendenwirbel reagieren sehr dankbar auf die neue Bewegungsfreiheit. Baut Rückenschmerzen ab, Rückenkraft auf.

Für wen ist sie geeignet?
Rundrücken, Hohlkreuz, Flachrücken, Scheuermann'sche Krankheit, Hüftschiefstand, Skoliose profitieren.

Wie kann ich den Effekt in den Alltag einbauen?
Einmal einstudiert, können Sie die geschmeidige Wirbeldehnung überall zwischendurch und relativ unauffällig durchführen.

- Schneidersitz, an die Wand gelehnt. Die Sitzhöcker in der Vorstellung in die Wand schieben.
- Wenn Ihnen der Schneidersitz schwer fällt, können Sie auf ein Meditationskissen sitzen und die Knie zusätzlich mit Kissen unterlegen.
- Wenn auch das nicht geht: Hocker oder Bänkchen (ohne Lehne) an die Wand, draufsitzen. Die Beine stehen idealerweise hüftweit auseinander, wenn es anders nicht geht, können Sie auch weiter geöffnet sein.
- Aktivieren Sie den Beckenboden. Wenn sich Ihr Rücken dabei automatisch an der Wand aufrichtet, machen Sie es perfekt. Etwa 10-mal aktivieren, lösen.
- Jetzt wecken Sie den Kronenpunkt, den höchsten Scheitelpunkt am Kopf. Sie können mit der Hand die Kopfhaut an dieser Stelle leicht massieren, der Kronenpunkt wird sofort zu kribbeln anfangen.
- Ziehen Sie die Wirbelsäule bewusst zwischen Beckenboden und Kronenpunkt auseinander. Das Steißbein fließt gleichzeitig in die Sitzfläche, ab der Taille dehnen sich alle Wirbel Richtung Kronenpunkt. Mit dieser Dehnung der Wirbelsäule müssen Sie vertraut sein, bevor Sie weitermachen.
- Wenn Sie lang und leicht und entspannt absolut aufrecht sitzen können, geht's weiter: Beckenboden voll aktivieren, den Oberkörper mit gedehnter Wirbelsäule einer schönen, weichen Bewegung nach vorn runden, der Kronenpunkt fällt sozusa-

gen voraus. Die Wirbelsäule bildet einen perfekten C-Bogen.

- Der Beckenboden hat sich beim Vorwärtsfließen leicht gelöst, aktivieren Sie ihn wieder (über den After zum Steißbein hoch) und ziehen Sie vom Kronenpunkt her Wirbel um Wirbel an der Wand hoch.
- Achtung: Das Tempo ist wichtig. Richten Sie sich ungefähr auf e-i-n-u-n-d-z-w-a-n-z-i-g – z-w-e-i-u-n-d-z-w-a-n-z-i-g – d-r-e-i-u-n-d-z-w-a-n-z-i-g auf. Denn wenn Sie ultralangsam arbeiten, verlieren Sie die Dehnung zwischen den Wirbeln.
- Wieder im großen, weichen Bogen nach vorn, wieder hochkommen. Nehmen Sie Verkrampfungen im Rücken wahr, gibt es steife Stellen, Wirbel, die sich wie zusammengewachsen anfühlen? Atmen Sie bewusst in diese Stellen, lösen Sie die Steifheit einfach auf.
- Variante: Sie können die Übung mit Rücken an Rücken mit jemandem machen. Die Größenverhältnisse sollten harmonieren.

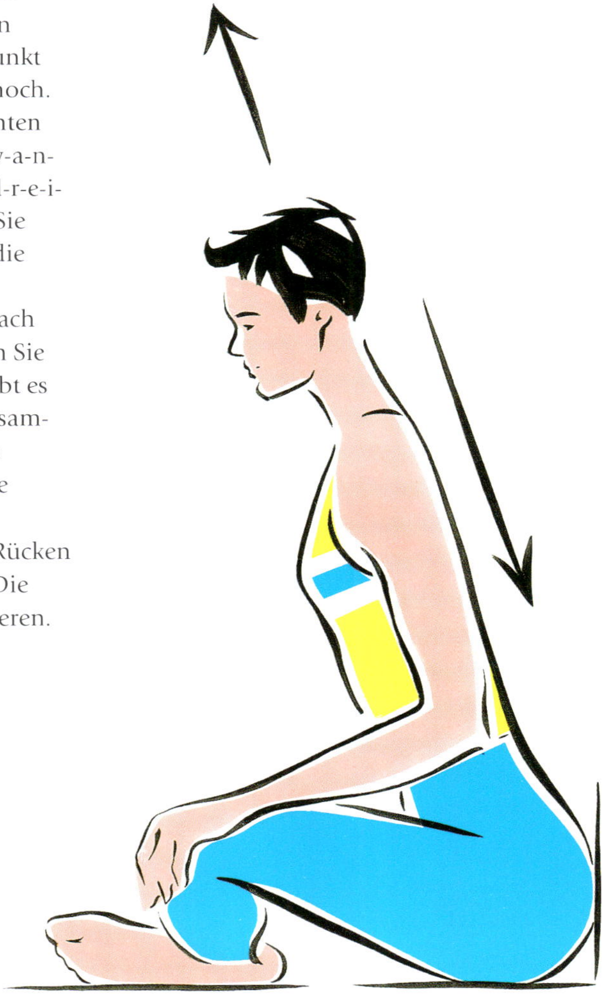

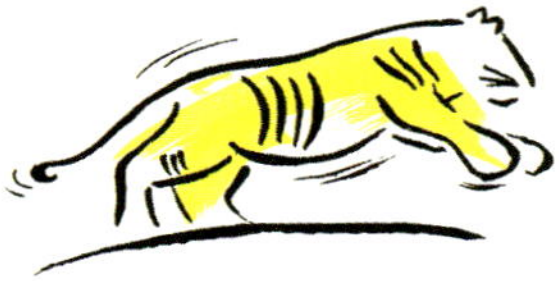

14. Tiger spielt Bambus

Was bewirkt die Übung?
Sie fügt ein neues Element in den Beckenbodenbaukasten: Durch den soliden Halt der Lendenwirbel im neuen Muskelnetz kann die Brustwirbelsäule beweglich werden.

Für wen ist sie geeignet?
Wunderbar gegen diffuse Kreuzschmerzen. Ein Muss bei Rundrücken, chronisch hochgezogene Schultern. Ein Doppelmuss für Golfer.

Wie kann ich den Effekt in den Alltag einbauen?
Sobald Ihr Körper das neue Muster als gewinnbringend erkannt hat, wird er die neue Beweglichkeit der Wirbelsäule von selbst in den Alltag einbauen. Achten Sie darauf, dass die Wirbelsäule zwischen Beckenboden und Kronenpunkt immer schön offen und gedehnt ist, der Rest geschieht von selbst.

- Schneidersitz, Wirbelsäule an der Wand aufgerichtet. Oder breitbeinig auf Schemel, Hocker, Bank, wie in Übung 14 beschrieben.
- Beckenboden aktivieren und durch die Wirbelsäule mit dem Kronenpunkt verbinden.
- Oberkörper pfeilgerade leicht vorbeugen, die Basis des Gesäßes bleibt an der Wand. Machen Sie den nächsten Schritt dieser Übung erst, wenn Sie die Grundposition halten können.
- Die Arme auf dem Rücken verschränken und die Ellenbogen zart auseinanderziehen.
- Den Oberkörper aus der Brustwirbelsäule nach links drehen, als hätten Sie mitten im Brustbein ein Scharnier. Der Kopf schaut geradeaus, die Hüften bleiben vollkommen ruhig und parallel, die Drehung kommt einzig aus der Brustwirbelsäule.
- Achtung: Wenn es schmerzt, sind Sie nicht aufgerichtet, zurück an den Anfang.

- Langsam zur anderen Seite drehen. 5-mal links, 5-mal rechts. Wenn der Beckenboden zwischendurch „rausfällt“, einfach wieder aktivieren, über die Wirbelsäule mit dem Kronenpunkt verbinden, weitermachen.
- Steigerung: Drehen Sie den Kopf wie das Restaurant auf dem Fernsehturm zur gegenüber liegenden Schulter, geht der Oberkörper nach rechts, wandert der Kopf nach links und umgekehrt.

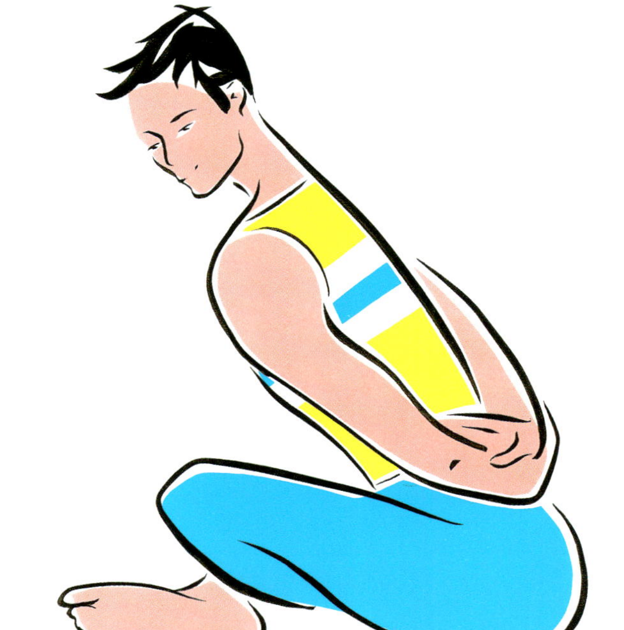

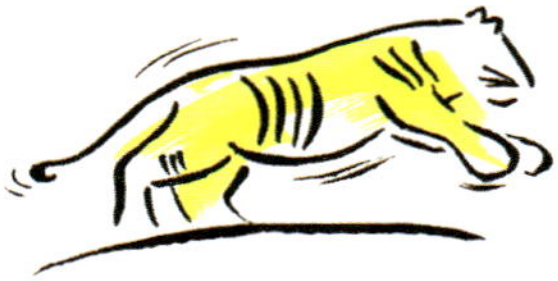

15. Tiger will in den Zirkus

Was bewirkt die Übung?

Der untere Rücken ist bei den meisten Menschen verkürzt. Die Verkürzung hindert den Beckenboden daran, seine Kraft voll zu entfalten. Also ist diese Hüftdehnung ein Muss.

Für wen ist sie geeignet?

Test: Sie sitzen am Boden und strecken die Beine gerade nach vorn aus. Was passiert mit dem Rücken? Zieht er automatisch nach hinten und nur wenn Sie einen richtigen Buckel machen, können Sie das Gleichgewicht halten? Ihre Hüftmuskulatur ist verkürzt (falls Ihnen Ihr Arzt mal was vom Iliopsoas oder den Iliosakralgelenken gesagt hat: Diese Übung räumt die Schmerzen aus.)

Wie kann ich den Effekt in den Alltag einbauen?

Sind die Hüftmuskeln gedehnt und geschmeidig und gekräftigt, werden Sie anders sitzen – mühelos, aufrecht, aktiv entspannt.

Phase 1

- An der Wand sitzen. Beine gerade nach vorn ausstrecken.
- Oberschenkel fassen (innen oder außen, was Ihnen besser von der Hand geht).
- Beckenboden aktivieren, via Wirbelsäule mit dem Kronenpunkt verbinden.
- Den Oberkörper pfeilgerade nach vorn ziehen – und wenn's nur 5 cm sind, so sind das wichtige 5 cm. Morgen schon werden's 10 sein.
- Unterstützung: Bitten Sie jemanden, Sie aufzurichten. Die Hand auf das Steißbein legen und mit feinfühligem Druck gleichzeitig leicht nach oben und nach vorn schieben. Bei Rundrücken die Muskeln über den Schulterblättern mit der gespreizten Hand fassen und einfach zur Mitte her zusammenziehen.

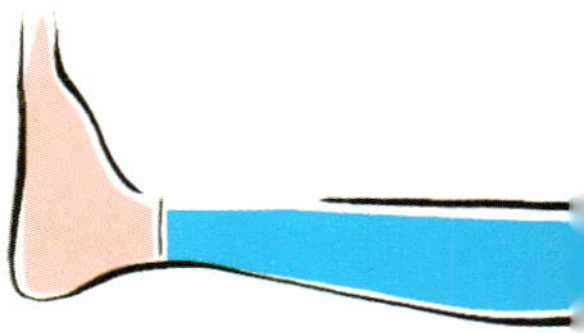

Phase 2

- Beine seitlich öffnen (grätschen). Anfangs mit gebeugtem Knie, sobald es geht mit gestreckten Beinen.
- Sitzhöcker in die Wand schieben. Schwierig? Stellen Sie sich vor, das Schambein sei mit dem Steißbein verwachsen. Sie können das Schambein mit der Hand nach unten-hinten Richtung Wand schieben. Kommt die Hüfte fast von selbst nach vorn? Bravo.
- Arme über den Kopf, Hände verschränken, Innenflächen zur Decke ziehen, während Sie gleichzeitig die Schultern bewusst nach außen-unten setzen.
- Drehen Sie die Brustwirbelsäule zum rechten Bein … so weit es geht … noch ein bisschen.
- Hände loslassen, den linken Arm locker in den Schoß legen, der rechte reicht in hohem Bogen nach links, zieht den Oberkörper geschmeidig nach links.
- Beckenbodencheck: Sobald sich die rechte Hüfte vom Boden heben möchte, macht der Beckenboden Pause. Aktivieren Sie ihn sofort wieder. Anfangs auf mindestens 10 halten, mit wachsender Praxis auf 40 steigern.
- Oberkörper aufrichten, Seite wechseln.
- Variante: Wenn es mit gestreckten Beinen nicht klappt, nur ein Bein strecken – im oben beschriebenen Ablauf das linke. Das rechte Bein bequem anwinkeln, so dass die rechte Fußsohle an den linken Innenschenkel zu liegen kommt.

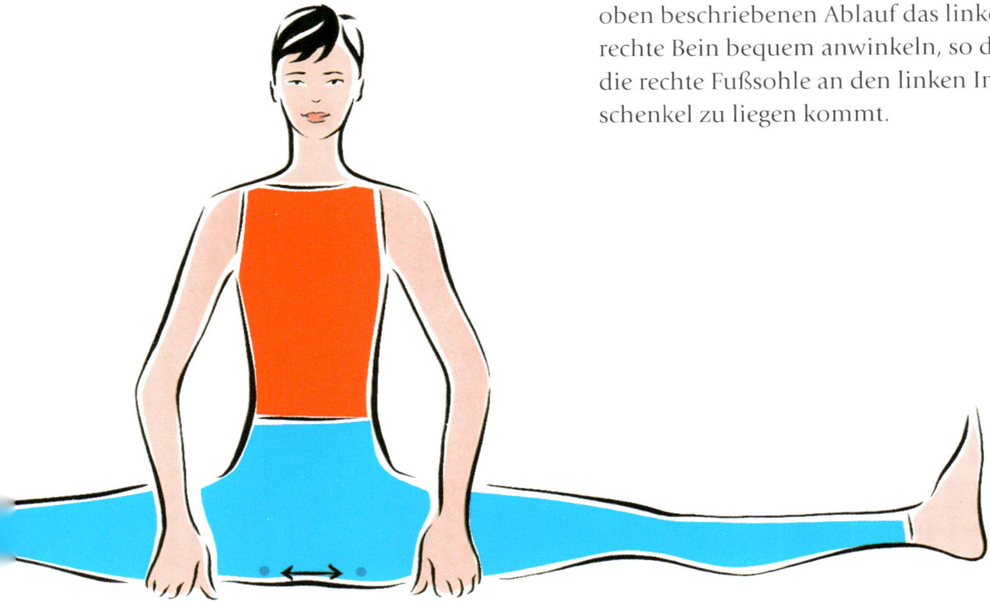

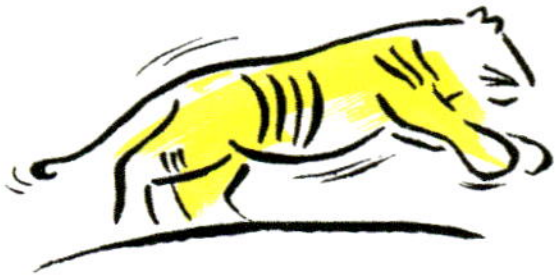

16. Brezeltiger

Was bewirkt die Übung?

Vermittelt Bewusstheit für den koordinierten Gebrauch der Wirbelsäule, das Zusammenspiel Becken–Hüften–Rücken. Und dass es zwischendurch auch einmal gesagt ist: Wie alle Übungen in diesem Buch aktiviert sie die Zellerneuerung des Rückenmarks, befreit Nerven von Wirbeldruck, fördert die Durchblutung – und die Konzentrationsfähigkeit. Falls Sie die Übung aus dem Yoga zu kennen glauben: Genau lesen, genau hinsehen und fortan auch im Yoga mit Wirbelsäulensorgfalt und integriertem Beckenboden arbeiten.

Für wen ist sie geeignet?

Kreuzschmerzen? Knieschmerzen? Hängebauch? Steifer Hals? Das ist Ihre Übung.

Wie kann ich den Effekt in den Alltag einbauen?

Wenn Sie sich im Büro vom Pult zum Computer drehen, wenn Sie sich am Tisch zu Ihrem Sitznachbarn wenden, wenn Sie sich im Pkw zum Beifahrer drehen – machen Sie's mit Brezeltwistfeeling.

- An der Wand sitzen, Rücken mit aktiviertem Beckenboden und ausgerichtetem Kronenpunkt aufrichten.
- Das rechte Bein ausstrecken. Das linke darüber kreuzen, Fuß parallel zum gestreckten Bein außen am Knie.
- Mit der rechten Hand oder dem rechten Arm das linke Knie umfassen, aus dem linken Beckenboden einen winzigen Schritt nach vorn machen, um die Hüften optimal aufzurichten.
- Kronenpunkt in den Himmel dehnen, die Schultern nach außen-unten entspannen.
- Den linken Oberschenkel gegen den Widerstand des Beckenbodens zum Körper ziehen. Oberkörper gleichzeitig aus der Brustwirbelsäule nach links drehen, so weit es geht.
- Den Kopf zur linken Schulter drehen. Den linken Arm zum Abstützen benützen oder, besser, einfach nur entspannt auf den Rücken legen.

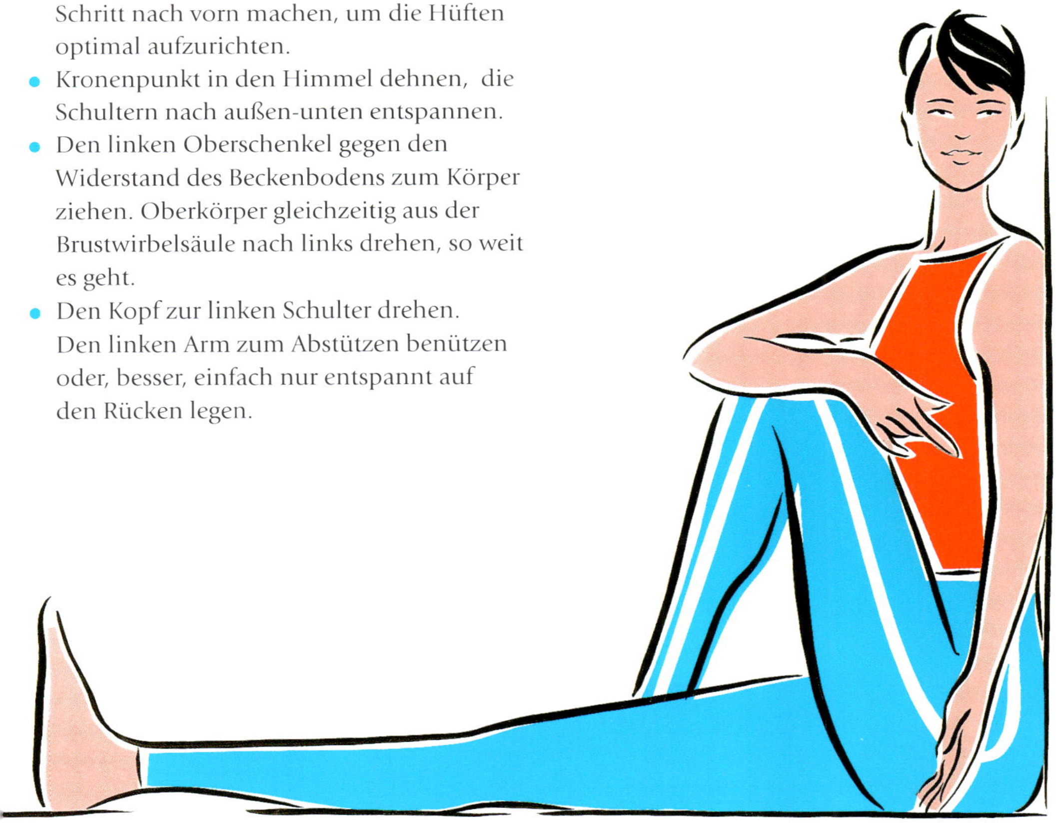

Vierte Serie

Für die folgenden sechs Übungen müssen Sie in die Knie gehen. Nehmen Sie eine geeignete Unterlage, gefaltete Gymnastikmatte, Yogamatte, weiches Tuch. Wenn Ihnen der Vierfüßlerstand schwer fällt, fangen Sie eben mit nur zwei Übungen an und steigern sich mit Ihrer Kondition.

Wunderbare Dehn- und Entspannungsübungen

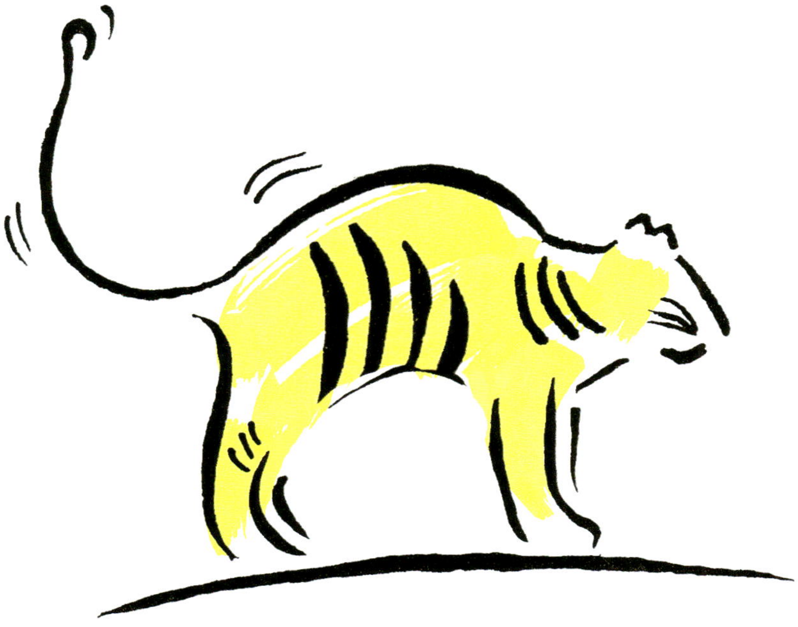

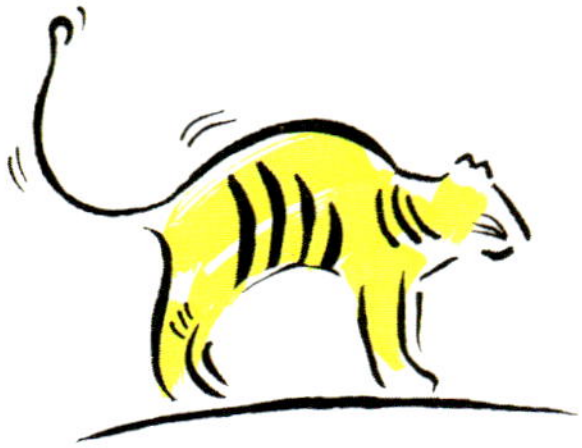

17. Tiger streckt sich

Was bewirkt die Übung?

Die Wirbelsäule dehnen, ohne sich zu verkrampfen. Den Beckenboden stärken ohne Mithilfe des Bauches, des Rückens oder des knöchernen Beckens. Das lehrt sie diese Übung. Auf die leichte, supersanfte und sehr wirksame Art.

Für wen ist sie geeignet?

Die Übung ist für viele anfangs schwierig – etwa wenn Sie extreme Verspannungen in den Schultern plagen, wenn Sie arthritische Abnützungen in den Schultern, Ellbogen, Händen haben oder wenn Sie an akutem Karpaltunnelsyndrom leiden. Je sorgfältiger Sie die Grundposition aufbauen und halten, desto geringer die Gefahr von Schmerzen. Oft macht eine Abweichung von Millimetern den Unterschied von Schmerz zu Wohl. Wenn Schmerzen auftauchen: entspannen, entspannen, entspannen, wahrnehmen, Korrektur vornehmen.

Wie kann ich den Effekt in den Alltag einbauen?

Sie werden mehr Gespür für Haltung und Gleichgewicht gewinnen. Der Rücken wird auf subtile, anatomisch funktionelle Weise gestärkt.

Phase 1

- Vierfüßler. Knie und Füße sind hüftweit auseinander. Wenn Sie die Füße nicht aufgerichtet halten können: Matte rollen und unterlegen.
- Die Hände sind genau unter den Schultern und nach innen gewendet, Finger zu Finger.
- Ziehen Sie die entspannten, leicht gebeugten Ellbogen auseinander, bis die Schulterblätter flach anliegen. Und entspannen Sie die Schultern nach außen-unten, spürbar daran, dass Ihr Hals lang und leicht wird.
- Sitzhöcker nach hinten-oben ziehen, bis ein leichtes gedehntes Hohlkreuz entsteht.
- Beckenboden aktivieren, Scham- und Steißbein gerade nach hinten ziehen, bis der Rücken leicht und gerade ist.
- Wiederholen, jetzt gleichzeitig den Kronenpunkt nach vorn ausrichten: zartes Hohlkreuz, Beckenboden aktivieren, Kronenpunkt aktivieren, Steiß- und Schambein nach hinten, Kronenpunkt nach vorn verlängern.
- Das Thema ist auch hier: Die Wirbelsäule zwischen Beckenboden und Kronenpunkt optimal verlängern.

Phase 2

- Kronenpunkt nach vorn-unten, Steißbein nach hinten-unten biegen, Rippen zum Himmel hochziehen. Achtung: Schultern bleiben entspannt.
- Steißbein gerade nach hinten, Kronenpunkt gerade nach vorn. Wiederholen – Rücken biegen, brettgerade ausrichten, biegen, brettgerade machen. Mit 5-mal anfangen, auf 20 steigern.
- Die Bewegung ist fließend und dauert nur einen langen Atemzug.

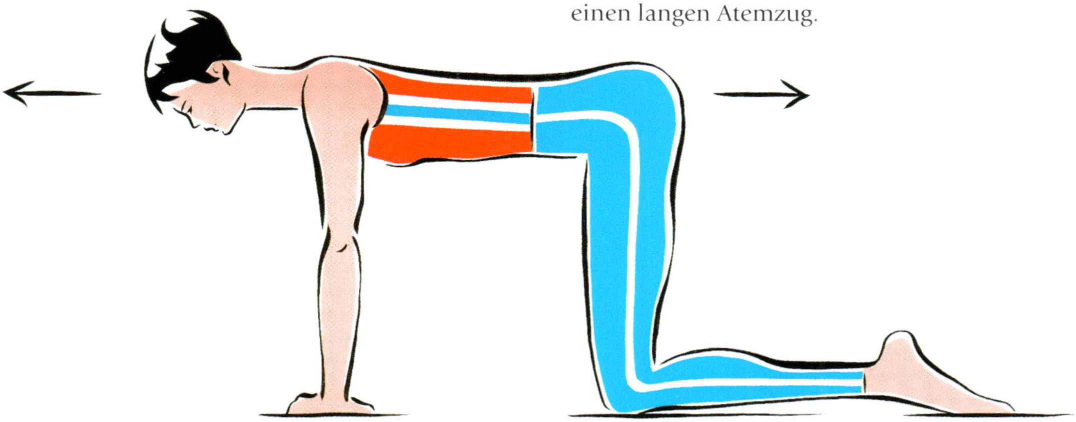

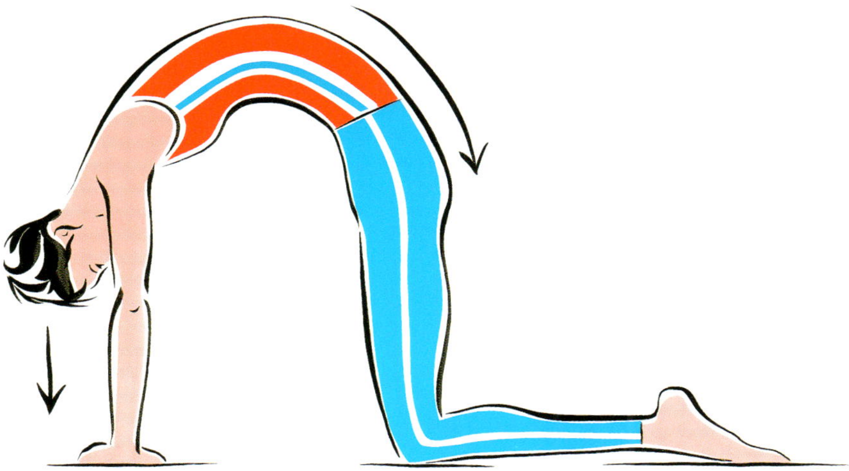

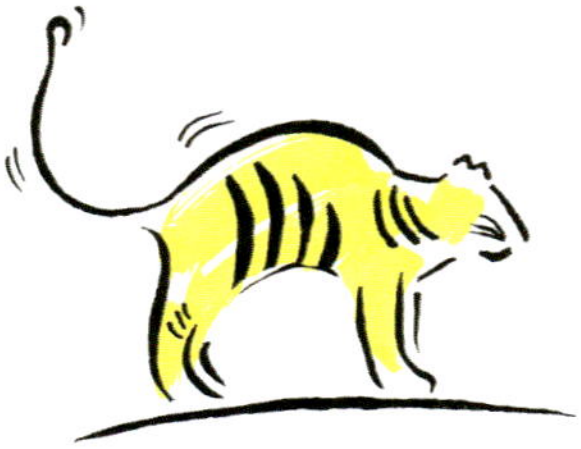

18. Tiger auf Angriff

Was bewirkt die Übung?

Steigerung aus dem Strecktiger. Verbessert die Balance. Vermittelt ein Gefühl für die enorme Kraft aus der Mitte. Macht wachsam und schnell.

Für wen ist sie geeignet?

Jeder Rücken profitiert. Für alle Rundrücken(mit der daraus resultierenden Halswirbellordose) ist es ein Muss: Tiger auf Angriff sprengt Sie aus dem gewohnheitsmäßigen Rundrücken und zeigt Ihnen, wieviel Kraft Sie im Alltag vergeuden.

Wie kann ich den Effekt in den Alltag einbauen?

Die bewusste Öffnung im Kreuz wird Ihnen in Fleisch und Knochen übergehen. Am Schreibtisch im Büro zwischendurch immer mal wieder das Steißbein nach unten ins Sitzpolster fließen lassen, den Kronenpunkt in die Gegenrichtung ziehen, sofort sind Sie wachsamer Tiger.

- Grundposition wie Übung 17, Tiger streckt sich.
- Verschieben sie den Oberkörper gerade nach vorn, ohne die Position der Beine oder Arme zu verändern. Das ist wichtig. Es gehört zur Übung, dass Sie sich ein bisschen wackelig fühlen.
- Beckenboden aktivieren, Steiß- und Schambein im großen Bogen nach hinten-unten ziehen, Kronenpunkt in ebenso großem Bogen nach vorn-unten, die Brust- und Halswirbelsäule wird automatisch gerundet.
- Ziehen Sie die Wirbel auf Brusthöhe bewusst noch ein bisschen höher.
- Steißbein wieder gerade nach hinten, Kronenpunkt nach vorn. Wiederholen. Geschmeidig, fließend, nicht zu langsam.
- Wie der junge Ast eines Bambus oder einer Weide, einrunden, lang machen, einrunden, lang machen.
- Mit 3-mal anfangen, auf 12 Wiederholungen steigern. Darauf achten, dass Sie beim Einrunden mit dem Gesäß nicht nach hinten wandern. Es muss möglichst weit vor den Knien stehen. Dafür wird die nächste Position umso entspannender …

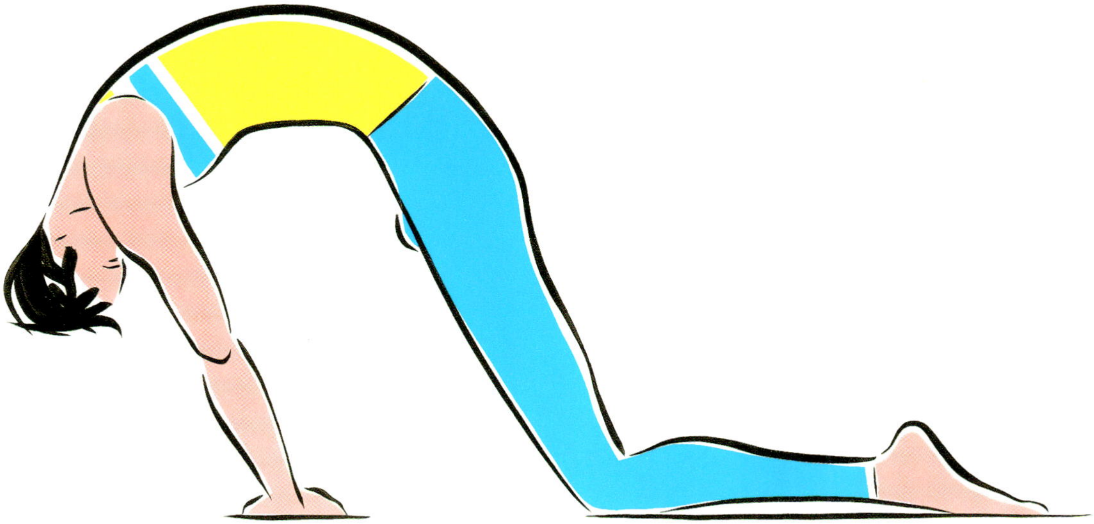

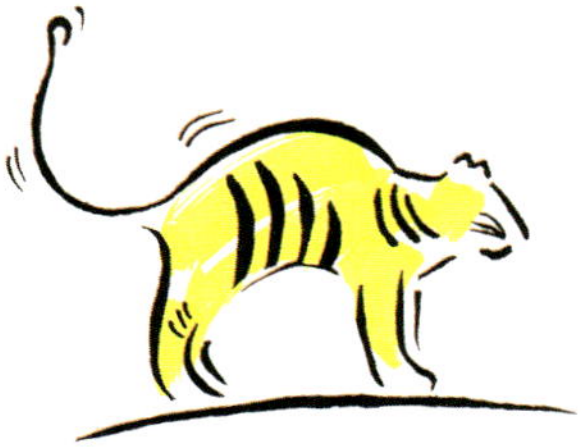

19. Tiger auf Rückzug

Was bewirkt die Übung?

Diese Variante öffnet das Kreuz, schafft mehr Raum für die Lendenwirbel. Durch die aktive Mitarbeit der Beckenbodenmuskulatur zieht sich das untere Ende des knöchernen Beckens zusammen, die obere öffnet sich, wie ein Trichter in Y-Form. Das schafft Platz für die Lendenwirbel und die Kreuzbeine und die Kreuzbeingelenke. Wunderbare Sache, wenn Sie der Ischiasnerv quält. Die Organe haben mehr Raum, liegen besser im Becken und kriegen außerdem eine Rundummassage durch die vernetzte Muskelarbeit, wie von tausend kleinen Händchen.

Für wen ist sie geeignet?

Für alle. Großartige Notfalldehnung nach Überanstrengung.

Wie kann ich den Effekt in den Alltag einbauen?

Wenn sie Powerdehnung im Vierfüßlerstand beherrschen, kann Sie jederzeit auch im Sitzen gemacht werden.

- Grundposition wie 18. Oberkörper gerade nach hinten verschieben, Gesäß möglichst fast über den Fersen. Die Position der Arme nicht verändern, die Schultern stehen jetzt hinter den Händen.
- Erst schön brettgerade ausrichten. Dann Steiß- und Schambein nach hinten-unten, Kronenpunkt nach vorn-unten, die unteren Wirbel Richtung Himmel auswuchten, in weichem, großem Bogen, als blase ein kräftiger Wind von unten.
- Wieder lang machen. Einrunden. Gerade machen. Fließend und rund. Einatmen beim Einrunden, ausatmen beim Gerademachen. Mindestens 3-mal, auf 12 steigern.

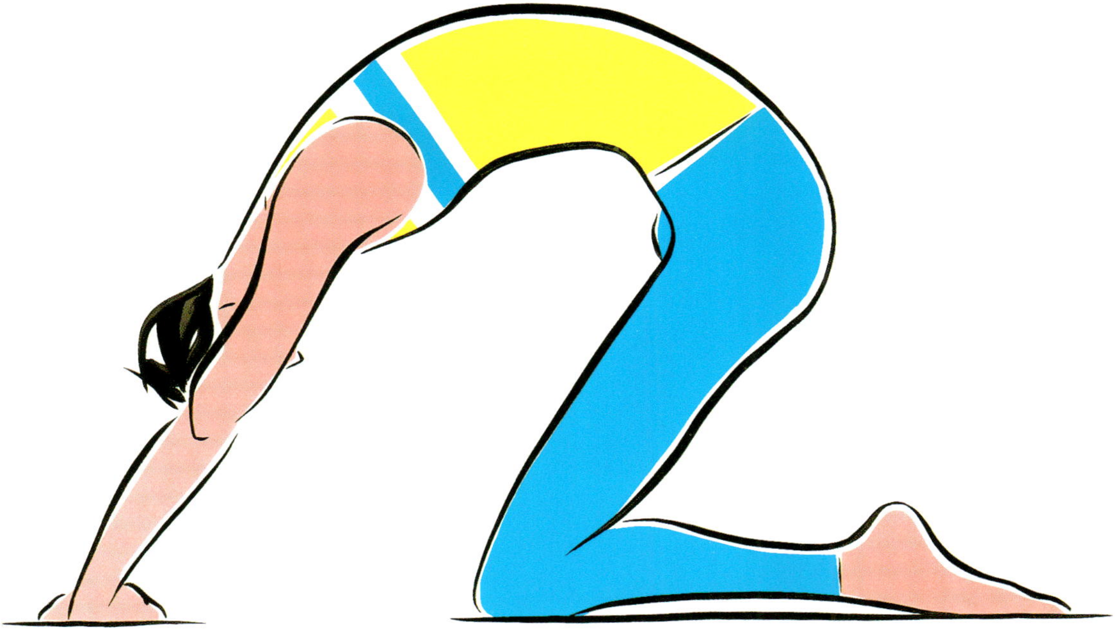

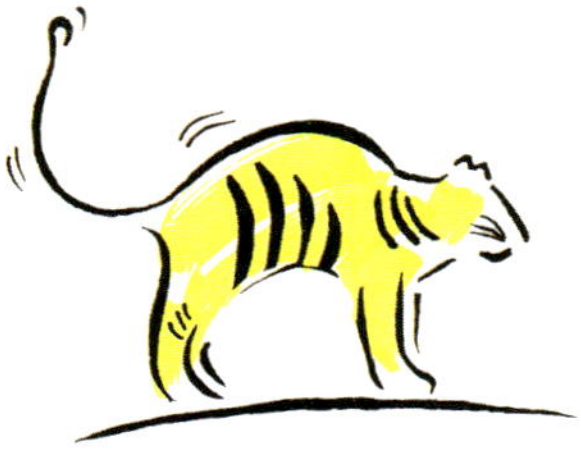

20. Tiger spielt Frosch

Was bewirkt die Übung?
Entspannt aktiv – dank aktiviertem Beckenboden.

Für wen ist sie geeignet?
Für alle.

Wie kann ich den Effekt in den Alltag einbauen?
Da fällt mir jetzt nichts ein – oder machen Sie im Alltag oft den Frosch?

Phase 1

- Direkt aus 19: Gesäß auf die Fersen senken. Steißbein in den Boden fließen lassen. Schambein auch.
- Kronenpunkt nach vorn verlängern. Mit den Fingerspitzen nach vorn laufen, so weit es geht, ohne den Po von den Fersen zu heben.
- Spannung einen Atemzug halten, dann die Arme entspannen, Rücken entspannen, einfach alles loslassen. Einatmen, ausatmen.
- Beim neuen Einatmen wieder spannen, beim Ausatmen fallen lassen. Spielen Sie mit dem Frosch, entdecken Sie die Position, die Ihnen am meisten Entspannung bringt.

Phase 2

- Mit den Fingerspitzen nach vorn trippeln und gleichzeitig die Sitzhöcker mit aktiviertem Beckenboden nach hinten-oben ziehen, so weit es irgendwie geht. Dabei hebt sich natürlich der Po von den Fersen, im Idealfall ragt er richtig in die Luft.
- Schultern entspannen, nach außen-unten fallen lassen. Rippen entspannen. Kronenpunkt zieht Richtung Fingerspitzen.
- Wenn Sie sich fühlen wie ein Tigerfrosch vor dem großen Sprung: stimmt.

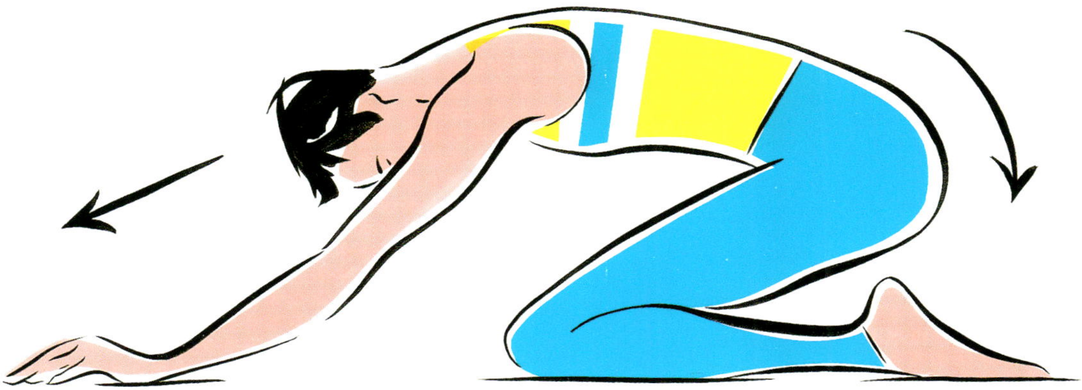

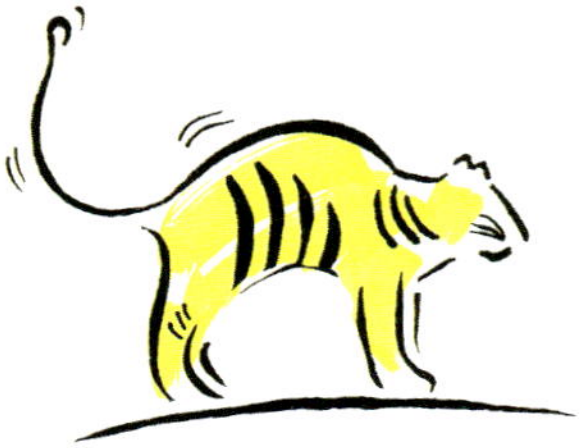

21. Tiger auf Pirsch

Was bewirkt die Übung?
Jetzt haben Sie die vertikale Ausrichtung trainiert. Hier kommt die horizontale Power dazu – Innenschenkel, Hüfte, Becken, Taille, Rücken, Schultern, Arme.

Für wen ist sie geeignet?
Machen Sie diese Übung erst, wenn die Verkrampfungen und Spannungen im Schulterbereich aufgeweicht sind und Sie die Armkugeln bewusst vom Schulterdach unterscheiden können.

Wie kann ich den Effekt in den Alltag einbauen?
Wenn Sie spüren, welch kraftvolles Korsett aus Muskeln Ihr Torso besitzt, wollen Sie das Gefühl automatisch immer wieder abrufen. – Das hoffe ich wenigstens …

- Grundposition wie 17. Knie so weit öffnen, wie es überhaupt geht. (Vielleicht müssen Sie dazu andersherum auf die Matte, Sie brauchen den Puffer unter den Kniescheiben.)
- Arme nicht ganz gestreckt, Ellbogen zeigen zu den Seiten, sind leicht gebeugt. Fingerspitzen zueinander genau unter den Schultern. Stellen Sie sich vor, unter der Hand schlafe ein Schmetterling – so belasten Sie die Handgelenke nicht.
- Beckenboden aktivieren wie noch nie. Steiß- und Schambein gerade nach hinten ziehen. Kreuz Richtung Steißbein öffnen, Kronenpunkt zieht in die andere Richtung.
- Wenn der Rücken solide eingebettet ist in die arbeitenden Muskeln, der Bauch zwar gedehnt, aber dennoch entspannt ist: Oberkörper zum Boden senken. Ja, das geht in die Arme.
- Möglichst weit unten bleiben, den Oberkörper leicht auf und ab bewegen, 3 bis 5 cm, mehr nicht.
- Vielleicht schaffen Sie beim ersten Mal nur drei Wiederholungen. Macht nichts. Morgen sind's 10, in einer Woche 30.
- Es zieht an den Innenschenkeln? Gut so! Das muss so sein. Tiger ist schließlich auf der Pirsch.

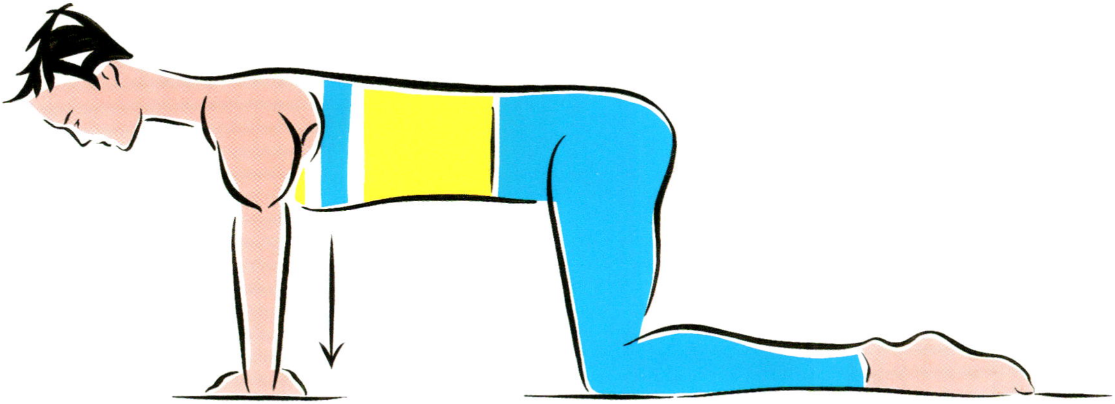

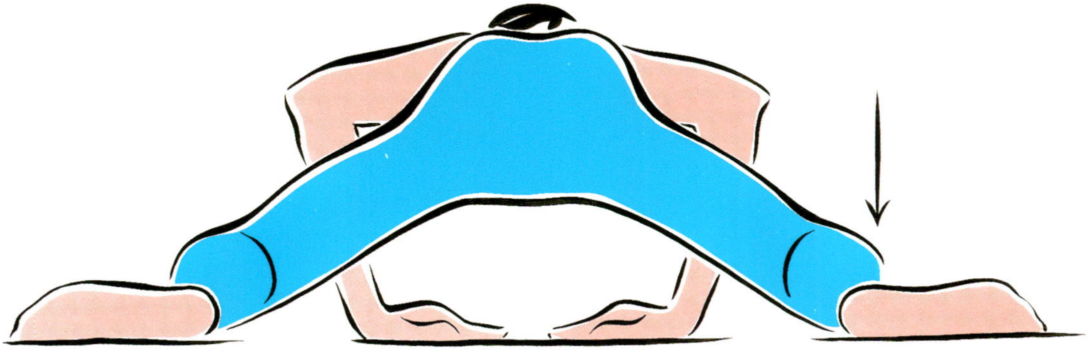

Fünfte Serie

*Beckenboden sportlich.
Damit Sie erleben, erfahren, spüren, begreifen, verstehen: Er ist immer dabei, wenn Sie sich bewegen. Er multipliziert alle Kraft – in den Beinen, im Bauch, im Rücken, in den Hüften. Ganz wichtig bei den Bauchübungen: Spannen Sie die Wirbelsäule auf und lassen Sie die innersten Schichten der Muskulatur die ganze Arbeit machen.
Die äußere Bauchschicht ist entspannt und weich. Diese Sequenz ist ein kleines Workout.*

Beckenboden sportlich: Workout für Kondition und Power

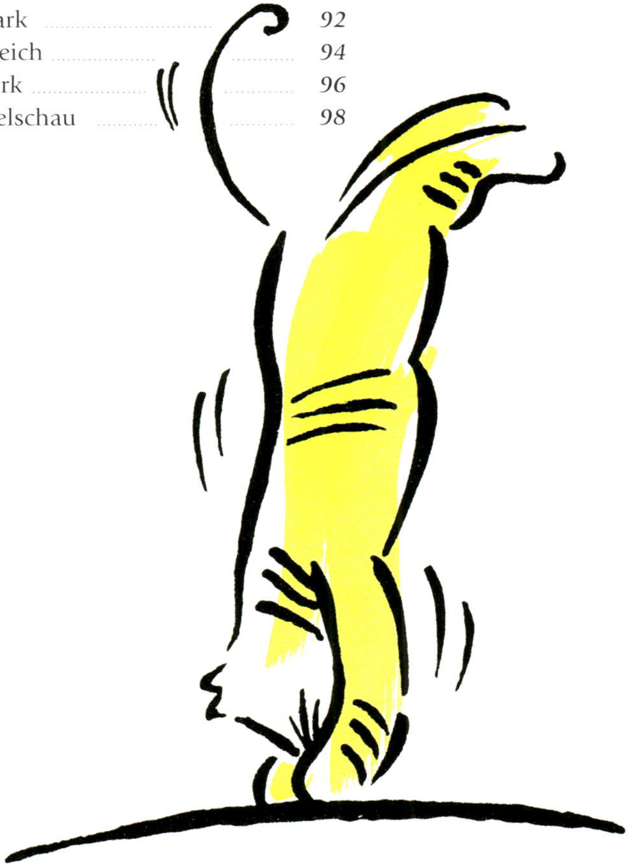

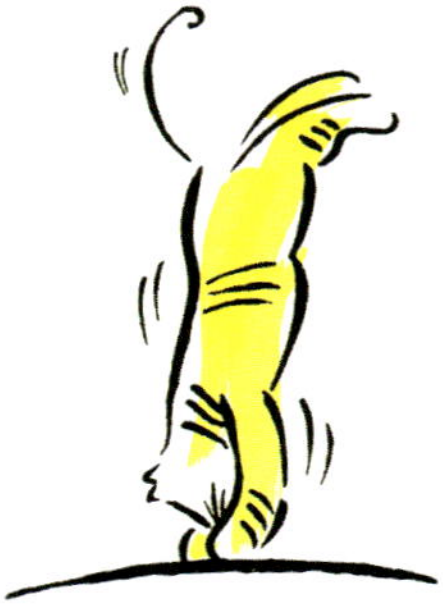

22. Tiger auf der Brücke

Was bewirkt die Übung?

Weckt und vernetzt die Kraft zwischen Knie und Taille – hintere Oberschenkel, Hüftmuskeln, Basis des Gesäßes, Rückenmuskulatur. Dehnt die Lendenwirbel. Schonend und sicher.

Für wen ist sie geeignet?

Tanzen Sie Ballett? Oder machen Sie sehr viel Sport nach konventionellen Grundsätzen? In beiden Fällen ist die Muskulatur der vorderen Oberschenkel höchstwahrscheinlich außerordentlich gut entwickelt, die Protagonisten am Hinterbein sind dafür vernachlässigt. Sie lernen mit dieser Übung die Unterscheidung.

Wie kann ich den Effekt in den Alltag einbauen?

Wenn Sie merken, dass Ihnen das Aufrechtsitzen leichter fällt als das Mehlsackschnurpfen, wenn Sie die Kraft aus der Mitte, das Powerkorsett, trägt, dann haben Sie den Tiger auf der Brücke im Blut.

- Rückenlage. Beine angewinkelt, Füße und Knie hüftweit auseinander. Eventuell den Luftballon zwischen den Knien balancieren, um sie gerade zu halten.
- Leicht ins Hohlkreuz. Beckenboden aktivieren, Steiß. Und Schambein Richtung Fersen ziehen.
- Das Gesäß bleibt entspannt, der Bauch ist entspannt. Kronenpunkt zieht in die andere Richtung, bis der Rücken lang, leicht und gerade in den Boden fließt. (Sie sehen, jetzt geht das schon ganz leicht.)
- Schultern und Nacken entspannen, die Arme bequem seitlich anwinkeln.
- Den Beckenboden noch mehr aktivieren, über den Anus zum Steißbein hochziehen.
- Das Steißbein zuerst Richtung Knie hochziehen, dann in großem Bogen zum Nabel einrunden. Mit weichem Bauch, der eine Wanne bildet. (Wenn er sich nicht entspannen kann, der Bauch: schweres Kissen oder Buch darauf legen.)
- Einrunden, einrunden, einrunden, bis sich ein Wirbel vom Boden hebt, noch einer, noch einer.
- Tief einatmen, beim Ausatmen den Bauch durch den Rücken fallen lassen (ist natürlich nur bildlich gemeint). Wenn Sie den zur Tagesform passenden höchsten Punkt erreicht haben: Mit dem Beckenboden pulsieren, also noch mehr aktivieren, leicht lösen, aktivieren, leicht lösen.

- Achtung: nie ganz lösen. Wenn Sie den Beckenboden in dieser Position schnalzen lassen, so kann das den Lendenwirbeln schaden. Wenn der Beckenboden angespannt ist, sind Sie sicher.
- Zurückkommen mit der gleichen Sorgfalt, mit der Sie das Gesäß vom Boden heben: Beckenboden noch mehr aktivieren, bewusst und behutsam einen Wirbel um den anderen auf den Boden zurücklegen.
- Achtung: Krampfgefahr besteht, wenn Sie mit den Zehen fitzeln, Sie hochstrecken oder festkrallen. Da gibt's nur eines: entspannen.

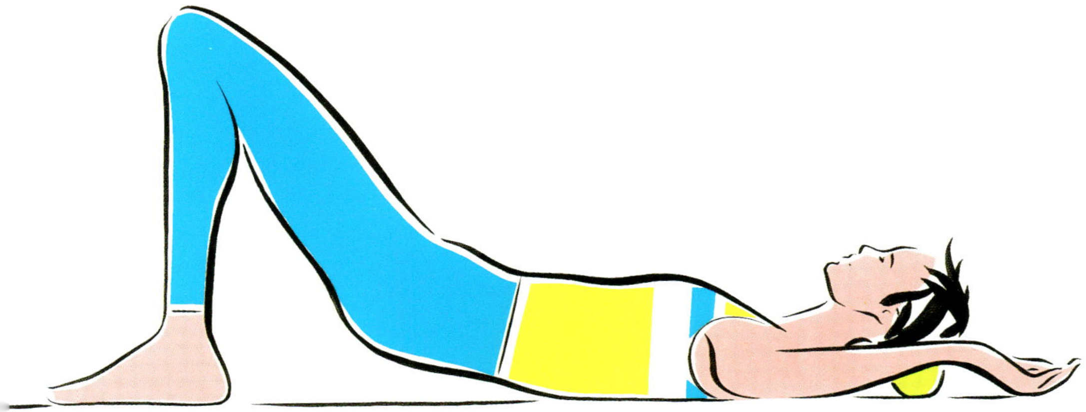

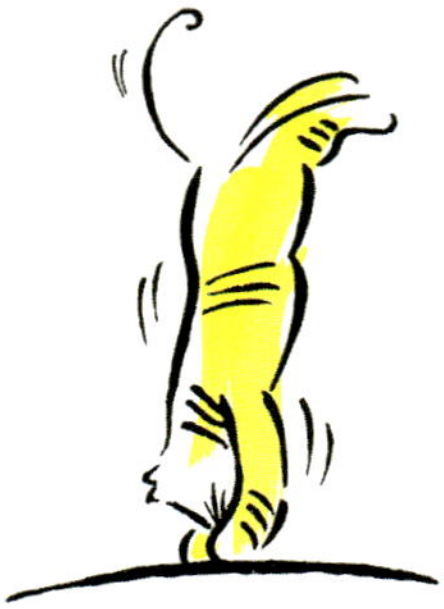

23. Tiger bauchstark

Was bewirkt die Übung?

Kräftigt die tiefsten Schichten der Bauchmuskulatur, vernetzt mit dieser die Muskeln des Beckenbodens und der Hüften. Stabilisiert so den Rücken. Korrigiert bei sorgfältiger Durchführung schief stehende Hüften – gerade auch bei Skoliotikern.

Für wen ist sie geeignet?

Sorgfältig und halsschonend aufgebaut gibt es nur eine Einschränkung: Menschen mit Rundrücken. Für sie ist die Variante für den Rundrücken richtig.

Wie kann ich den Effekt in den Alltag einbauen?

Sie bekommen ein Gespür für die perfekte Aufrichtung des Beckens – die kräftige Rumpfmuskulatur nimmt Ihnen die Arbeit ab.

- Rückenlage. Kopf auf Tennisball oder Luftballon. Beine anwinkeln, Füße, Knie hüftweit auseinander (Luftballon!).
- Wirbelsäule zwischen aktiviertem Beckenboden und Kronenpunkt dehnen und entspannt in die Unterlage fließen lassen.
- Den linken Fuß über dem rechten Knie auflegen. Beckenboden noch mehr aktivieren und über dem Steißbein „aufhängen“. Den linken Oberschenkel bewusst nach außen rotieren lassen.
- Steiß- und Schambein Richtung Fersen ziehen und so halten.
- Hände hinter dem Kopf verschränken, am Schädelansatz. Kopf schwer in die Mulde der gefalteten Hände fallen lassen.
- Nacken entspannen. Das Bewusstsein in den Kronenpunkt schicken. Mit den Händen den Kopf in einem großen, offenen Bogen einrunden.
- Brustbein weich einsinken lassen, damit sich der Hals nicht verkrampft. Noch weicher.
- Entspannt und gleichmäßig atmen. Bauchmuskeln entspannen, Hals und Nacken entspannen (doch, das geht, ausprobieren).
- Den Kronenpunkt noch mehr einrunden, ohne den Rücken vom Boden zu heben, der liegt bis zum Ansatz der Schulterblätter am Boden auf. (Unbedingt Bauchnabel checken. Längliche Sichel bis O-Mund: Position okay, lacht er breit oder zieht sich schmollend ins Bauchinnere zurück: noch mal aufbauen.)

- Die Ellbogen sind und bleiben vom Körper seitlich abgespreizt auf Ohrenhöhe, wie zwei offene Dreiecke.

Phase 1

- Eigentlich können Sie sich in dieser Position kaum mehr bewegen. Machen Sie dennoch das, was ich Pulse nenne: mit dem Kronenpunkt zart Richtung Beckenboden ziehen, 2, 3 cm, mehr nicht. Mit 12 Wiederholungen anfangen, auf 30 steigern.
- Richtig ist es, wenn die obere Bauchschicht faltenfrei und entspannt liegt, darunter das Waschbrett arbeitet – und wenn der Hals nicht schmerzt.

Phase 2

- Steigerung: Wenn Sie Phase 2 problemlos beherrschen, können Sie den Fuß aus dem Beckenboden 5 cm vom Boden heben. So wird auch der Unterbauch intensiv bearbeitet.

Variante für Rundrücken

- Ihr Rücken kann das schon zu gut, das Einrunden. Also bleiben Sie mit Kopf auf dem Tennisball, fassen den ganz leicht mit den Händen, ziehen die Ellbogen sanft seitlich auseinander.
- Fuß vom Boden heben, nur aus dem Beckenboden den Fuß 2, 3 cm auf und ab bewegen.
- Regt sich der Rücken? Legen Sie die Hände unter das Gesäß. Fangen Sie mit fünf Wiederholungen an und steigern Sie sich mit der (schnell) wachsenden Kraft.
- Seite wechseln.

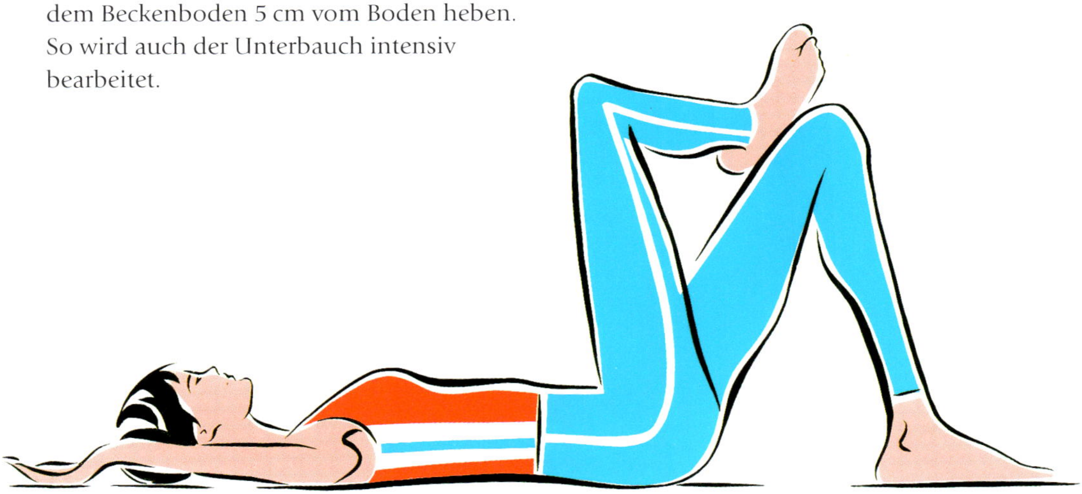

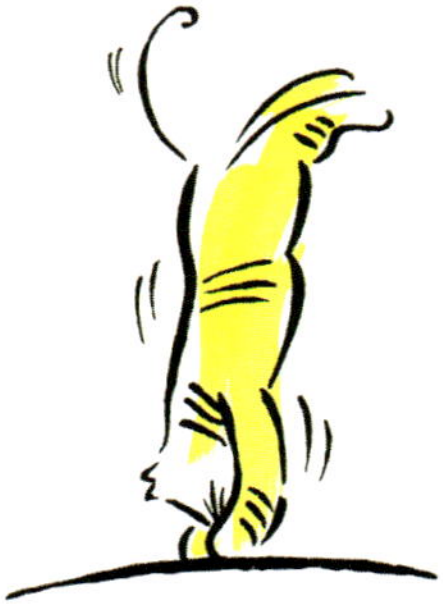

24. Tiger hüftenweich

Was bewirkt die Übung?

Dehnt die Muskeln der Hüften und des unteren Rückens vernetzt. Vor allem Iliopsoas und Iliacus sind dankbar für die neue Länge. Sie kriegen zu spüren, wie kurz Sie sich aus Gewohnheit machten.

Für wen ist sie geeignet?

Für alle. Mussdehnung.

Wie kann ich den Effekt in den Alltag einbauen?

Groß sitzen. Vertikal denken. Zur vollen Größe bekennen.

Sobald Sie die Übung beherrschen, können Sie Tiger hüftenweich direkt an den Tiger bauchstark anfügen und erst dann die Seite wechseln.

- Grundposition wie 23. Arme seitlich bequem angewinkelt.
- Das recht Knie zur Brust hochziehen. Beckenboden ist aktiviert, Steiß- und Schambein ziehen Richtung Ferse.
- Immer beim Ausatmen das Knie noch näher zur Brust „fallen lassen", bis Sie eine intensive Dehnung über die ganze linke Hüfte spüren.
- Auf 40 halten. Seite wechseln.
- Achtung: Das Gesäß nicht vom Boden heben, nicht einrunden. Deshalb empfehle ich die Übung freihändig. Wenn Sie den rechten Oberschenkel halten möchten, um das Bein zu sich zu ziehen, unbedingt die Schultern entspannt am Boden lassen und die Sitzhöcker am Boden verankern.

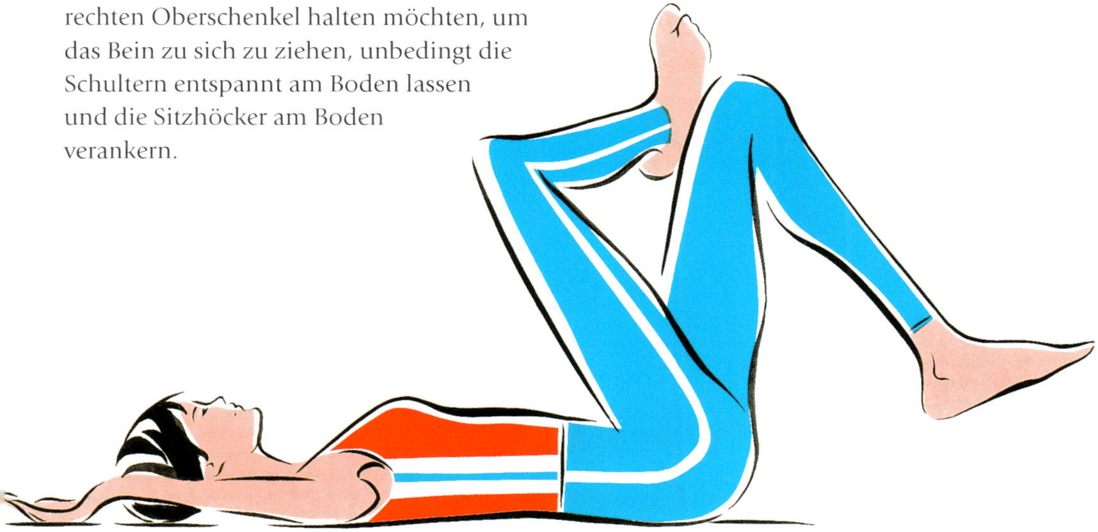

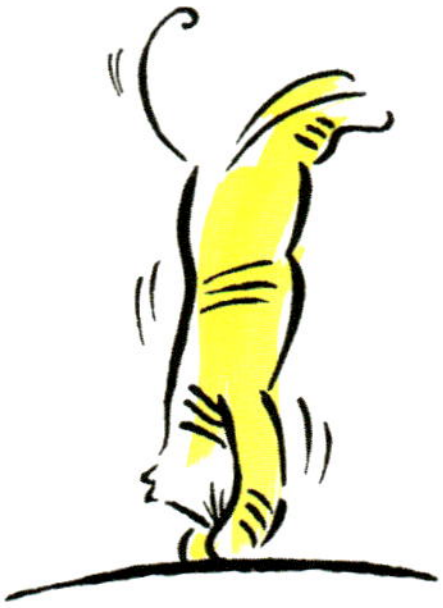

25. Tiger bärenstark

Was bewirkt die Übung?
Schenkt dem Bauch Bärenkräfte. Und zwar trainieren sie in Phase 1 bewusst den Übergang vom Beckenboden in die Bauchmuskulatur. In Phase 2 die langen und die seitlichen Muckis.

Für wen ist sie geeignet?
Ein Aha-Erlebnis für alle: Mit der Muskulatur des Beckenbodens wird Bauchtraining erstens kinderleicht und zweitens turbo-effizient.

Wie kann ich den Effekt in den Alltag einbauen?
Sie spüren die neue Stabilität schon nach dem ersten Training.

- Rückenlage, Wirbelsäule zwischen Beckenboden und Kronenpunkt zur vollen Länge ausziehen und entspannen. Arme seitlich bequem anwinkeln.
- Beine in der Luft anwinkeln, im Idealfall bilden sich zwei rechte Winkel (Torso zu Oberschenkel, Unter- zu Oberschenkel).
- Wenn Ihre Bauchmuskeln sehr schwach sind, können Sie die Knie näher zur Brust ziehen und/oder die Hände unter das Gesäß legen.
- Füße überkreuzen, Zehen zeigen zum Himmel, die Füße sind also flex – und möglichst entspannt.

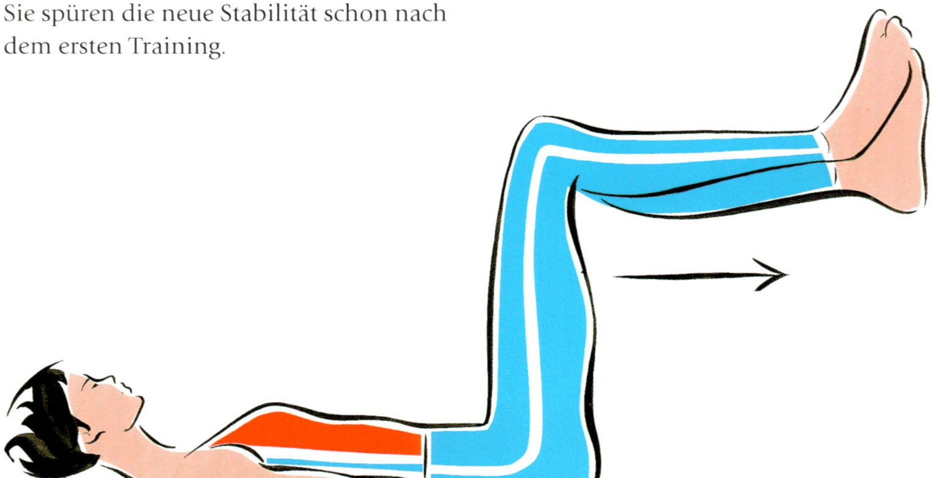

- Beckenboden voll aktivieren, Sitzhöcker mit dem Kraftpunkt über dem Steißbein verbinden, gleichzeitig das Steiß- mit dem Schambein Richtung Fersen ziehen.
- Diesen Powertonus halten. Die Beine kraftvoll vorschieben, als wollten die Füße eine imaginäre Wand wegstoßen, aktiv zurückziehen.
- Wenn Sie den Beckenboden voll aktiviert haben, spüren Sie einen Zug durch das gesamte Bein und die Bewegung ist naturgemäß klein. Vorschieben, zurückziehen.
- Fangen Sie mit 12 solchen Fersenschüben an, steigern Sie auf 30.
- Achtung: Wenn es ganz leicht geht, so haben Sie entweder die Position nicht sorgfältig aufgebaut oder können den Beckenboden noch nicht halten.
- Steigerung: Wenn Sie die Übung ein paarmal gemacht haben und sie nicht mehr als anstrengend empfinden, können Sie den Kopf einrunden, wie in 23 beschrieben.

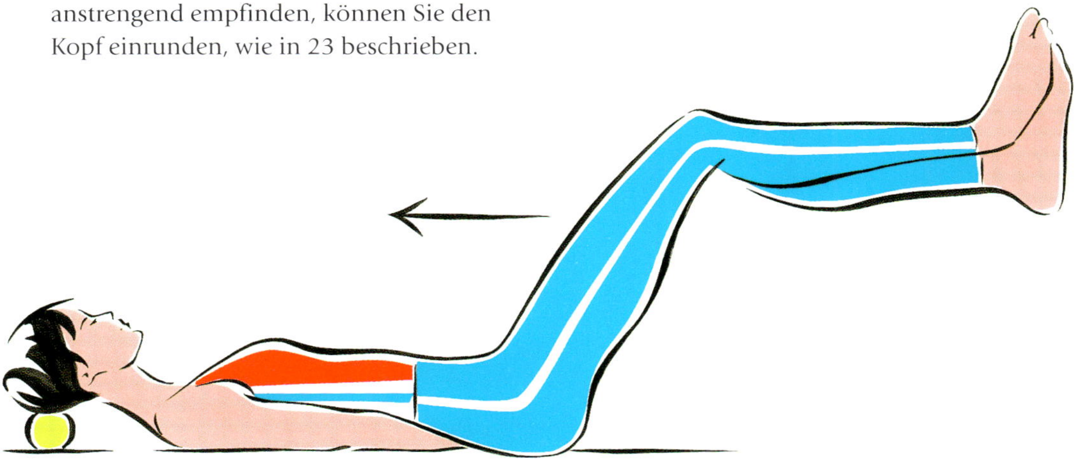

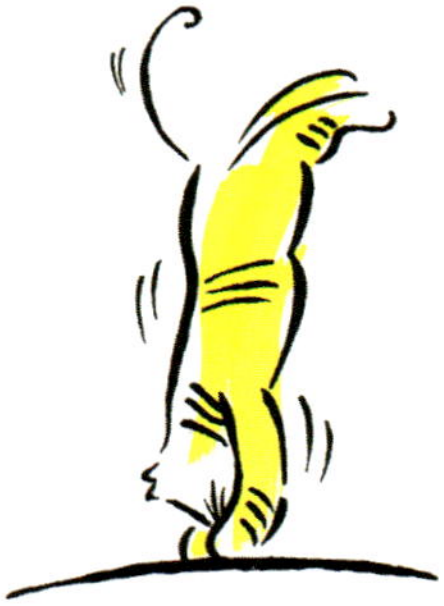

26. Tiger auf Nabelschau

Was bewirkt die Übung?
Stärkt die Zauberverbindung Beckenboden–Bauch–Rücken. Weckt das Bewusstsein für Verspannung im Brustraum und im Schultergürtel.

Für wen ist sie geeignet?
Wenn Sie die Übungen 23 und 25 spielend beherrschen, können Sie mit dem Tiger auf Nabelschau noch eine Kraftrunde zulegen.

Wie kann ich den Effekt in den Alltag einbauen?
Beim Bücken und Heben, beim Bergauf- und Bergabgehen, beim Treppensteigen, beim Inlineskaten, Snowboarden, Windsurfen – die Kraft der Mitte macht alles mit.

- Rückenlage, mittlerweile kann ich schreiben: wie Sie es gewohnt sind. Kopf auf T-Ball oder Luftballon. Beine angewinkelt, Füße, Knie hüftweit auseinander.
- Wirbelsäule zwischen dem aktivierten Beckenboden und dem Kronenpunkt ausrichten, lang und leicht.
- Beine in der Luft anwinkeln, Füße überkreuzen, Zehen zeigen zur Decke, die Füße sind entspannt flex. Wenn Ihre Körperwahrnehmung so weit ist: Sprunggelenk mental zum Beckenboden hochziehen. (Wenn's nicht geht: Nicht aufhalten, weiter machen.)
- Die Arme hinter dem Kopf verschränken. Ellenbogen ziehen zur Seite. Vom Kronenpunkt her den Kopf einrunden. Lassen Sie das Brustbein einsinken, einsinken, einsinken, dann ergibt sich die Wölbung der Halswirbelsäule fast von selbst.
- Wenn Sie den höchsten Punkt überschritten haben, Ihnen die Krone, wenn Sie denn eine trügen, über die Nase rutscht: innehalten.

- Beckenboden noch mehr aktivieren, Scham- und Steißbein Richtung Ferse ziehen.
- Aus dem Kronenpunkt winzige Bewegungen Richtung Beckenboden „ziehen". Mit 12 Wiederholungen anfangen, auf 30 steigern.
- Noch mehr Steigerung: Wenn Sie noch mehr Bauchpower möchten, können Sie die Füße lalalalalangsam Richtung Boden bewegen, Zentimeter und Zentimeter, bis Sie eines Tages nur noch zwei cm über dem Boden schweben.

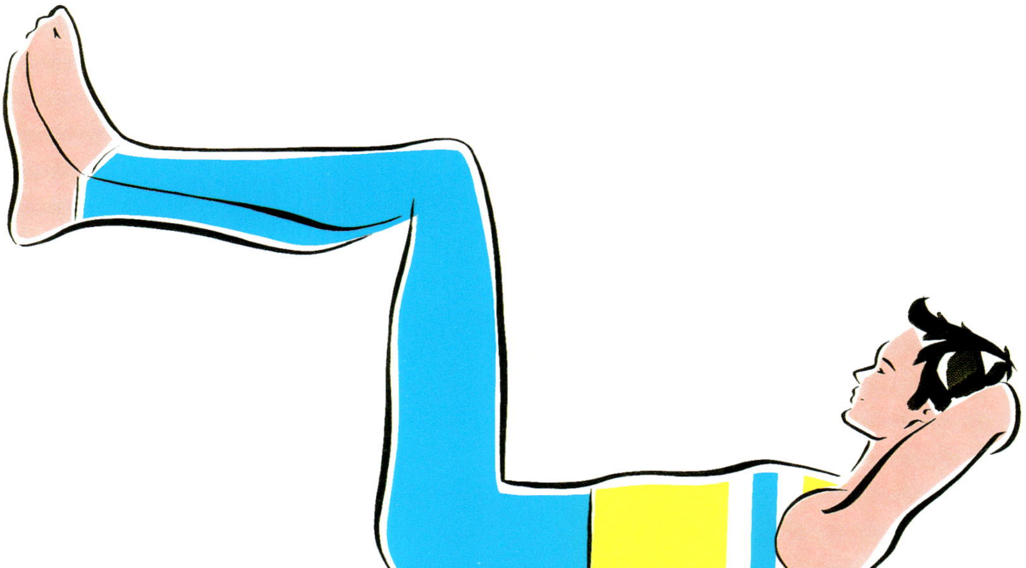

Sechste Serie

Bewusstsein und Kraft für den Beckenboden haben Sie integriert. So folgt jetzt eine Lektion in Subtilität – den Atem mit dem Beckenboden koordinieren. Damit der Bauchraum beim Husten, Niesen, Lachen geschützt ist. (Es gibt Atemtechniken, die das Gegenteil lehren von dem, was ich Ihnen jetzt vorschlage. Probieren Sie meine Beckenbodenatmung doch einfach aus und lassen Sie Ihren Körper entscheiden. Wenn es für ihn funktioniert, nimmt er das Muster bereitwillig auf – und reagiert der Situation entsprechend. Das Ziel ist, dass er beides kann – beim Husten halten, beim Sex oder beim hohen C loslassen.)

Atmen mit dem Beckenboden

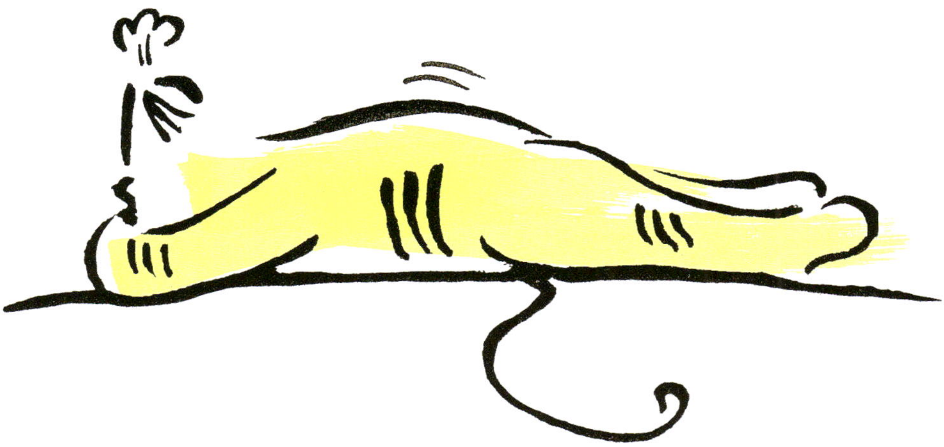

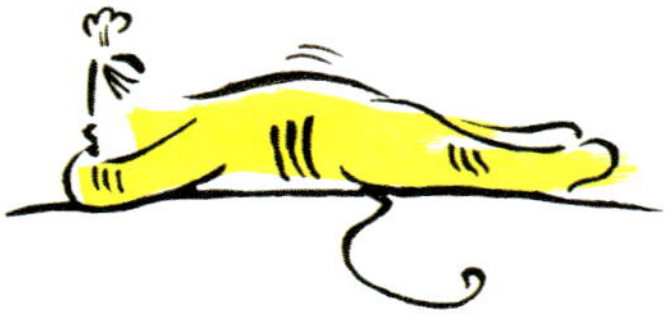

27. Kleine Tigergrätsche

Was bewirkt die Übung?
Sie lernen, die Aktivität des Beckenbodens mit dem Atem zu koordinieren. Das heißt gleichzeitig Power und vollkommene Entspannung. Mit Betonung auf gleichzeitig. Die Übung vertieft außerdem den Atem, er kann sich im Bauchraum voll entfalten, das Zwerchfell wird elastischer und geschmeidiger und weiter, es „schiebt" die Organe beim Atmen nicht mehr nach unten.

Für wen ist sie geeignet?
Für alle.

Wie kann ich den Effekt in den Alltag einbauen?
Ihre Körperintelligenz wird die großartige Erfahrung sofort übernehmen und situationsangepasst anwenden – wenn Sie zum Husten Luft holen, aktiviert sich der Beckenboden, schützt und stützt die Blase. Das Gleiche beim Niesen und Lachen. Sie müssen beim Sport gar nicht mehr an den Atem denken: Es atmet. Natürlich und richtig.
Achtung: Die Beckenbodenatmung kann Ihre sexuelle Empfindungsfähigkeit und damit die Qualität Ihrer Orgasmen total verändern. Sie kann auch Verletzungen, Traumata, Erinnerungen an sexuelle Übergriffe ins Bewusstsein holen. Also bitte nicht erschrecken, wenn plötzlich Tränen fließen.

- Rückenlage. Beine hüftweit auseinander angewinkelt, Füße mit Großzehengrundgelenk und Außenseite der Ferse am Boden verankert.
- Den Rücken lang und weich machen, wie Sie es in der zweiten Serie gelernt haben: Hohlkreuz andeuten, Scham- und Steißbein Richtung Fersen, den Kronenpunkt in die Gegenrichtung ziehen, bis die Wirbelsäule wieder am Boden aufliegt.
- Den Beckenboden aktiviert halten, ein Bein ums andere zur Brust ziehen. Hände in die Kniekehle und die Beine so nahe an den Körper ziehen, wie das geht, *ohne* das Gesäß vom Boden zu heben.
- Ziehen Sie die Sitzhöcker Richtung Boden, mit den Händen die Oberschenkel mehr zu sich, das befreit Hüftgelenk und Oberschenkelkopf.

- Jetzt die Hände an die Innenschenkel legen. Durch den Beckenboden einatmen, während Sie gleichzeitig die Sitzhöcker zusammenziehen. Achtung: Wenn sich dabei irgendeine Sensation an Mund und Kiefer einstellt, sind Sie an der falschen Schicht, an der äußersten statt an der innersten. Einfach entspannen und wieder probieren.
- Ausatmen, den Beckenboden lösen und die Beine seitlich etwas öffnen und so bleiben. Mit den Händen an den Innenschenkeln können Sie die Muskeln des Oberschenkels zusätzlich nach außen drehen. Das wirkt bei „steifen Hüften" Wunder.
- Wieder einatmen, Beckenboden aktivieren, ausatmen, die Beine noch etwas weiter öffnen.
- Einatmen–aktivieren, ausatmen–öffnen wiederholen, bis die Beine so weit gegrätscht sind, wie das heute geht. (Morgen wird's mehr sein.)
- Jetzt umgekehrt: einatmen, aktivieren, die Beine schließen, mit jedem Ausatmen ein bisschen mehr.
- Wenn Sie gleich die Innenschenkel mit trainieren möchten: mit den Händen leichten Widerstand geben.
- Mit einer Grätsche anfangen, auf drei steigern.

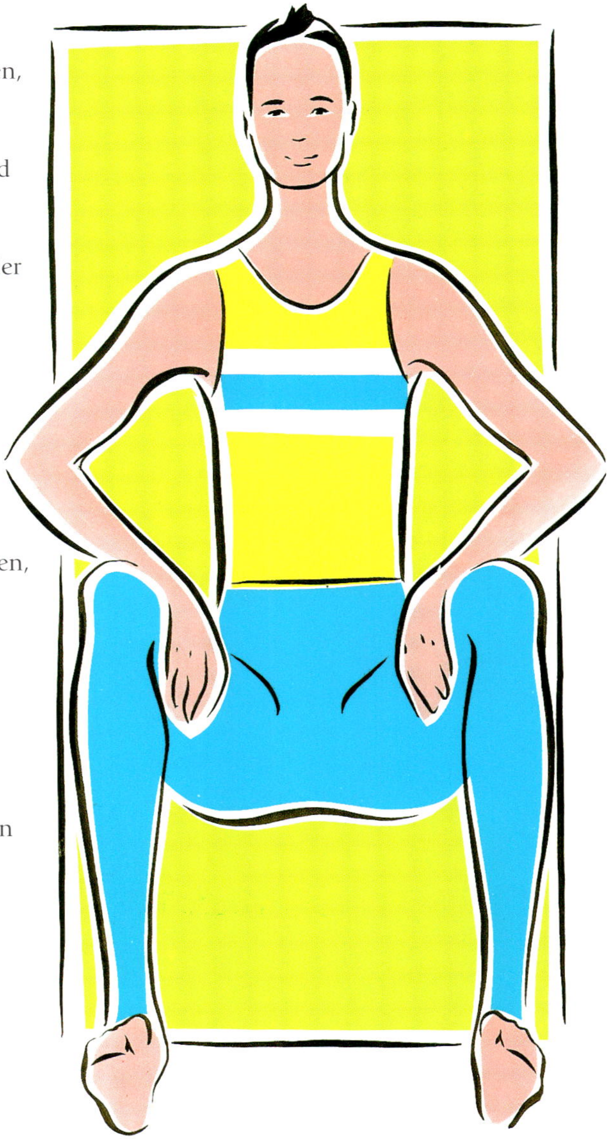

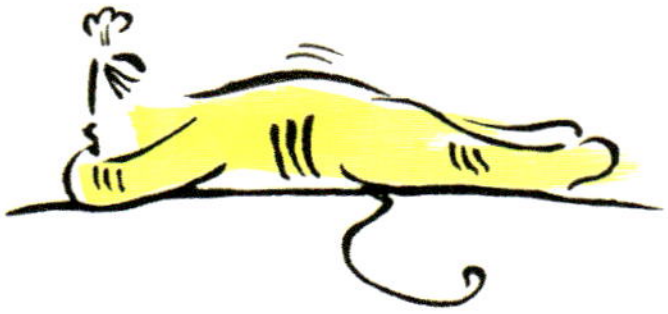

28. Große Tigergrätsche

Was bewirkt die Übung?

Das ist die Steigerung der kleinen Tigergrätsche. Bis jetzt gehen „Körperarbeiter" davon aus, das Zwerchfell bewege sich nur nach oben und unten, für tiefen Bauchschnauf habe der Beckenboden Platz zu machen. Das widerspricht meinen Erfahrungen vollkommen: Die größte Elastizität besitzt das Zwerchfell – genau wie der Beckenboden in seiner Fläche, es kann sich ausdehnen und zusammenziehen. Legen Sie Ihre Hände sanft auf Bauch und Rippen und spüren Sie, was da geschieht. Außerdem macht die große Tigergrätsche die Hüften geschmeidig, dehnt die Hüftmuskulatur und die Kniesehnen und entstaut die Beine.

Für wen ist sie geeignet?

Keine Einschränkung. Männern fällt die Übung anfangs schwer, weil entweder die Hüftmuskulatur (inklusive Iliopsoas) oder die Achillessehne (oder beides) chronisch verkürzt sind. Bei Frauen, die klassisches Ballett machen oder tagein, tagaus Stöckelschuhe tragen, sind die Kniesehnen und die Achillessehne verkürzt. Einfach langsam stetig steigern. Auch wenn es am Tag danach ein bisschen an den Muskelansätzen zurrt: weitermachen.

Wenn Sie künstliche Hüftgelenke haben: Legen Sie die Beine auf eine Bank, das Bett, einen Pezziball, so können Sie kontrolliert arbeiten.

Wie kann ich den Effekt in den Alltag einbauen?

Die Wohltaten der großen Tigergrätsche fließen ohne Ihr Zutun in alles, was Sie machen, ein.

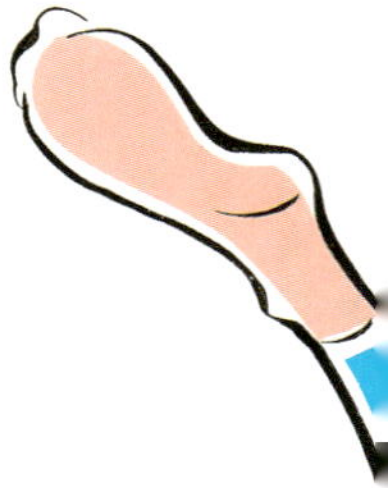

- Grundposition wie für die kleine Tigergrätsche. Knie zur Brust ziehen.
- Die Muskelnetzverbindung zwischen Sitzhöckern und Fersen aufbauen: Sitzhöcker zusammenziehen, um den Beckenboden zu aktivieren, gleichzeitig in den Boden „verlängern", Fersen zum Himmel hoch dehnen.
- Durch das Aktivieren des Beckenbodens werden die Muskeln am Oberschenkel leicht nach außen gedreht, das ist anatomisch korrekt. Die Füße zeigen ebenfalls leicht nach außen (leichte V-Stellung, die Fersen stehen sich näher als die Zehen).
- Hände an die Innenschenkel. Einatmen, Beckenboden aktivieren, ausatmen, die Beine leicht seitlich öffnen.

- Einatmen beim Aktivieren des Beckenbodens, ausatmen, Beckenboden lösen, Beine etwas weiter öffnen.
- Wenn die Beine in der Streckung ermüden: einfach ein bisschen beugen und weitermachen.
- In der größtmöglichen Grätsche/Dehnung noch dreimal durch den Beckenboden einatmen, ausatmen.
- Langsam die Beine schließen. Mit etwas Widerstand der Hände wird es eine Kraftübung für die Innenschenkel.
- Mit einem Durchgang anfangen, auf drei steigern.

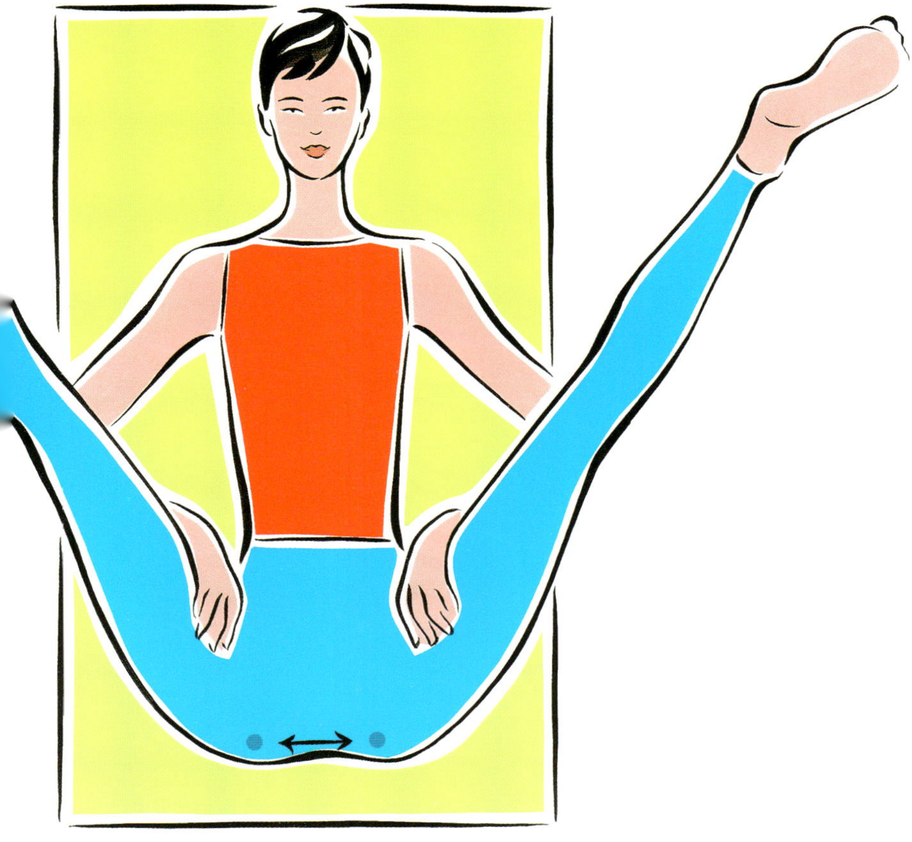

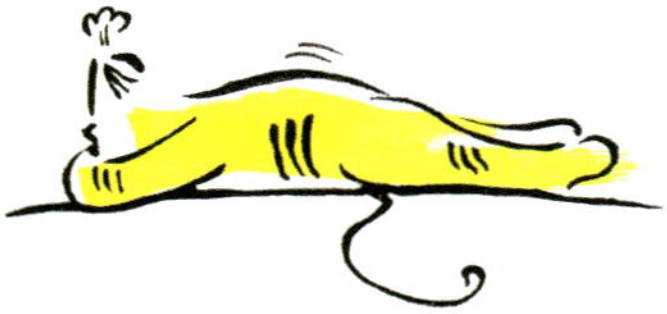

29. Auf leisen Tigersohlen

Was bewirkt die Übung?

Entspannt den Beckenraum und das Kreuz. Vermittelt sehr intensiv die Muskelkettenreaktion des Beckenbodens bis zu den Fersen.

Für wen ist sie geeignet?

Ideale Entspannungsdehnung nach den Tigergrätschen. Wenn Sie künstliche Hüftgelenke oder Knieprobleme haben: Die Knie mit Kissen unterlegen, bis die Position bequem ist.

Wie kann ich den Effekt in den Alltag einbauen?

Für Frauen eine ideale Stellung beim Sex, weil Entspannung und Anspannung ganz nah beieinander wohnen.

- Rückenlage aus der großen oder kleinen Tigergrätsche behalten.
- Fußsohlen aneinanderlegen und bewusst die Grundgelenke der Großzehen und die Fersen in Kontakt bringen.
- Die Hände locker seitlich anwinkeln oder sanft in die Leisten legen.
- Durch den Beckenboden einatmen und gleichzeitig die Füße zusammenschieben. Steißbein und Schambein gleichzeitig Richtung Fersen ziehen, bis der Rücken leicht und lang aufliegt.
- Ausatmen, Beckenboden lösen, die Knie weich zur Seite fallen lassen und die Leisten öffnen.
- Wahrscheinlich fallen Sie jetzt ganz leicht ins Hohlkreuz. Das ist okay so.
- Beckenboden wieder aktivieren, Füße zusammenschieben, Rücken in den Boden fließen lassen.
- Ausatmen, lösen.
- Mit 6-mal anfangen, auf 12-mal steigern.

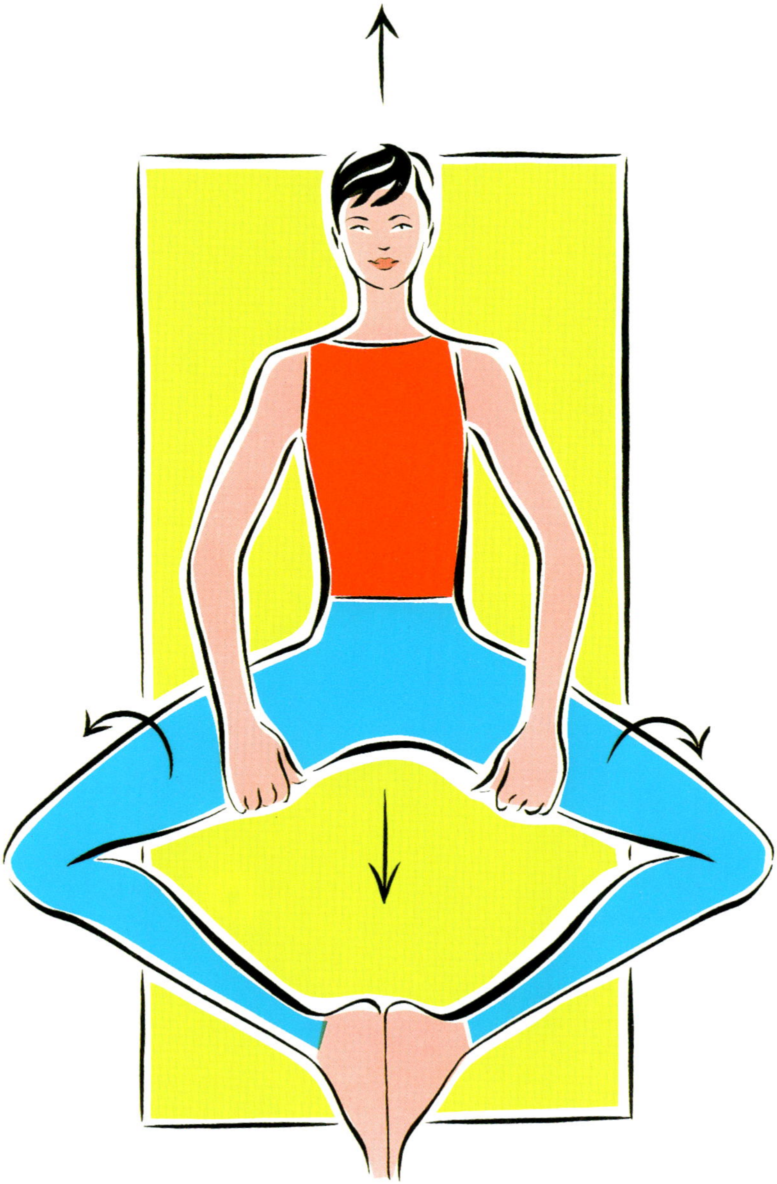

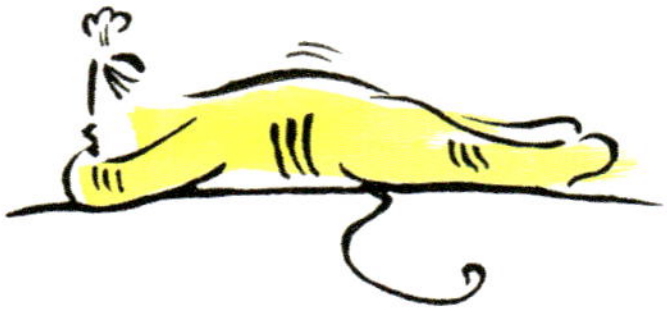

30. Schmusetiger

Was bewirkt die Übung?

Dehnt Rücken, Bauch, Oberschenkel, die Leisten (Iliopsoas). Macht die Brustwirbelsäule geschmeidig, während die Lendenwirbel gleichzeitig stabilisiert werden. Verbessert die Körperwahrnehmung. Verankert die Aufrichtung des Beckens im Muskelgedächtnis.

Für wen ist sie geeignet?

Fragen Sie Ihren Körper. Bei Rundrücken und stark nach vorn gezogenen Schultern ist die Übung anfangs etwas schwierig. Wenn das bei Ihnen der Fall ist: einfach in ein paar Tagen wieder versuchen. Und daran denken: Dieses Workout ist auf schnelle und nachhaltige Erfolge programmiert. Stillstand gibt es nicht.

Wie kann ich den Effekt in den Alltag einbauen?

Sie werden sich leicht aus der Brustwirbelsäule dehnen und das sehr angenehm finden.

- Rückenlage aus den Tigergrätschen beibehalten. Wenn Sie die Position frisch aufbauen: leichtes Hohlkreuz, Beckenboden aktivieren, Steiß- und Schambein Richtung Fersen ziehen, Kronenpunkt zieht in die andere Richtung, bis der Rücken leicht und lang aufliegt.
- Arme seitlich anwinkeln. Den rechten Fuß über das linke Knie legen.
- Beckenboden noch mal aufladen, die Sitzhöcker ganz fest zusammen ziehen, mit dem Kraftpunkt über dem Steißbein verbinden.
- Scham- und Steißbein nach unten verlängern und gleichzeitig mit dem rechten Fuß das linke Knie nach rechts Richtung Boden ziehen.
- Achtung: Die linke Schulter bleibt entspannt am Boden.
- Ziehen Sie das linke Knie nach unten, so steigert sich die Dehnung. Rutschen Sie mit der linken Ferse nach hinten, so intensivieren Sie die Dehnung noch mehr.
- Ausprobieren und wahrnehmen. Wichtig ist: Der Beckenboden ist die ganze Zeit voll aktiv, das Steißbein ist so stark nach unten gezogen, wie es nur geht. Das bedeutet Sicherheit und Wohltat für den Rücken. Sobald Sie den Zug gehen lassen, fallen Sie über Gebühr ins Hohlkreuz.
- Auf 20 halten und 3-mal wiederholen. Oder 1-mal auf 60 Zähler halten. Was Ihnen besser gefällt.
- Vorsichtig zurück in die Ausgangslage, Seite wechseln.

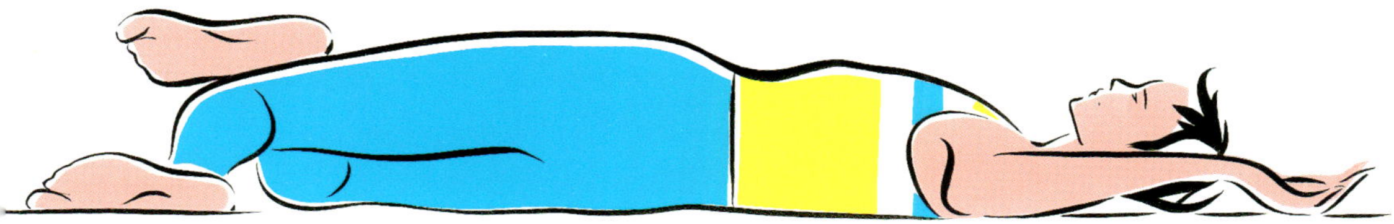

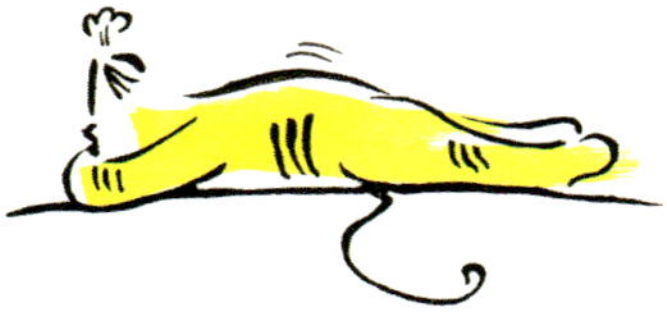

31. Tiger beinlang

Was bewirkt die Übung?

Sie dehnt die Muskeln des Rückens, der Hüften und der Beine (Kniesehnen) in Verbindung miteinander. Das garantiert größere Geschmeidigkeit und verhindert lokale Überanstrengung. Die Kniesehne, also der wichtige Knotenpunkt der Ober- und Unterschenkel in der Kniekehle, und der Iliopsoas, der die ganze Last verkürzter Hüft- und Rückenmuskeln ausbaden muss, profitieren enorm.

Für wen ist sie geeignet?

Für alle – es macht nichts, wenn Sie die Beine anfangs nicht voll durchstrecken können.

Wie kann ich den Effekt in den Alltag einbauen?

Sie werden anders gehen, Treppen steigen, Rad fahren – und vielleicht kriegen Sie Lust zum Tangotanzen!

- Rückenlage sorgfältig aufbauen.
- Das linke Knie zur Brust. Das rechte Bein auf die Ferse stellen. Achtung: Die Sitzhöcker bleiben m Boden verankert, also weder den Bauch verkürzen noch das Gesäß vom Boden hochziehen!
- Die linke Ferse zur Decke hochschieben, am Oberschenkel fassen.
- Die rechte Ferse nach vorn schieben, bis das Bein gestreckt ist.
- Beckenboden voll aktivieren und die dabei entstehende Außenrotation der Oberschenkelmuskulatur zulassen.
- Beckenboden lösen, einatmen, sofort wieder aktivieren, von den Fersen aus Zugspannung in die Beine bringen (indem Sie die linke noch mehr Richtung Himmel schieben, die rechte nach unten lang ziehen).
- Beckenboden lösen, dabei „fällt" das linke Bein von selbst weich Richtung Oberkörper.
- Zum Einatmen wieder den Beckenboden aktivieren, Fersen hoch- und vorschieben, Atem bewusst die Wirbelsäule hochziehen.
- Lösen. 12-mal ein- und ausatmen.
- Seite wechseln.

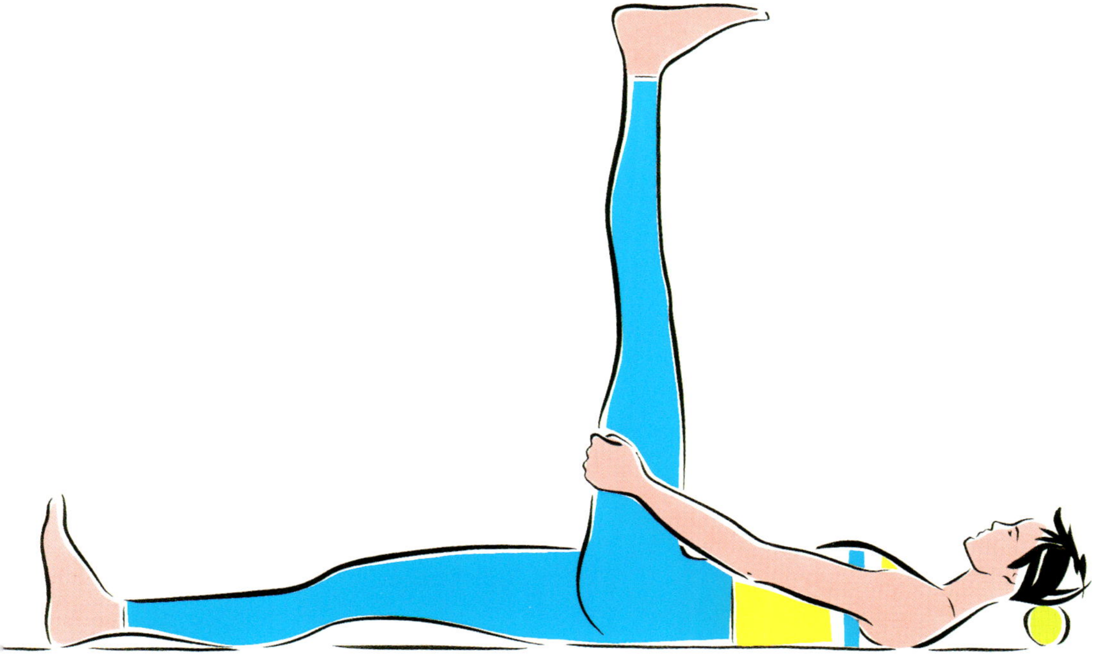

Siebente Serie

Wie oft gehen Sie jeden Tag durch Türen? Oft. Mit dieser Serie machen Sie den Türrahmen zum Dehnpartner. Fitness zwischen Tür und Angel – da können Sie jetzt keine Ausrede mehr vorbringen. Machen Sie das Miniprogramm (Serie sieben) ein paarmal, bis Sie die Übungen kennen und nicht mehr nachlesen müssen. Und jedes Mal, wenn Sie durch die Schlafzimmertüre (Küchentüre, Bürotüre, Badezimmertüre) gehen, machen Sie eine der Übungen.

Natürlich, anmutig, sinnlich: Tiger Feeling perfekt

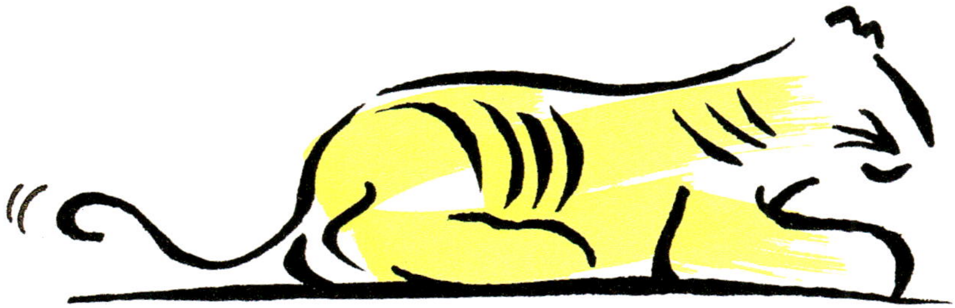

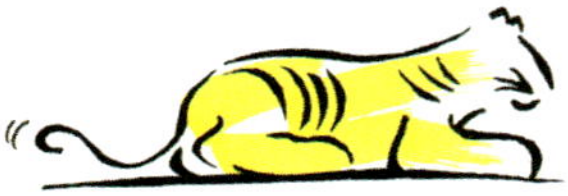

32. Tiger macht Männchen

Was bewirkt die Übung?

Jetzt kommt alles, was Sie im Liegen trainiert haben, in die Vertikale: Aufspannung der Wirbelsäule, Aufrichtung des Beckens, Öffnung der Schultern. Üben, bis es Ihnen leichter fällt, aufrecht und ausgerichtet zu stehen als das gewohnheitsmäßige Zusammenschnurpfen.

Für wen ist sie geeignet?

Rundrücken jauchzen bei dieser Übung, hohle Kreuze auch. Versteifte Nacken profitieren ebenfalls.

Wie kann ich den Effekt in den Alltag einbauen?

Je öfter Sie die vertikale Auf- und Ausrichtung im Alltag nachahmen, umso schneller freunden Sie sich mit der Schwerkraft an. Wer sich vertikal optimal ausrichtet, wird erstens im Alter nicht kleiner und braucht zweitens die vermeintlich unvermeidlichen Deformationen am Bewegungsapparat nicht zu fürchten.

- Genau im Türrahmen stehen. Füße hüftweit auseinander (Knie auch). Mit den Händen nach hinten den Türrahmen fassen.
- Den ganzen Körper pfeilgerade nach vorn fallen lassen, bis die Arme gestreckt sind.
- Leicht ins Hohlkreuz. Beckenboden aktivieren, Steiß- und Schambein Richtung Fersen ziehen, so den unteren Rücken lang ziehen.
- Weiter.
- Noch weiter.
- Scham- und Steißbein Richtung Fersen ziehen, bis der Bauch gedehnt ist, das Kreuz offen.
- Kronenpunkt federleicht nach oben ausrichten, der Kopf thront leicht auf den Halswirbeln. Position 3 Atemzüge halten.
- Beckenboden lösen, wieder leicht ins Hohlkreuz und wiederholen. Mindestens 3-mal.

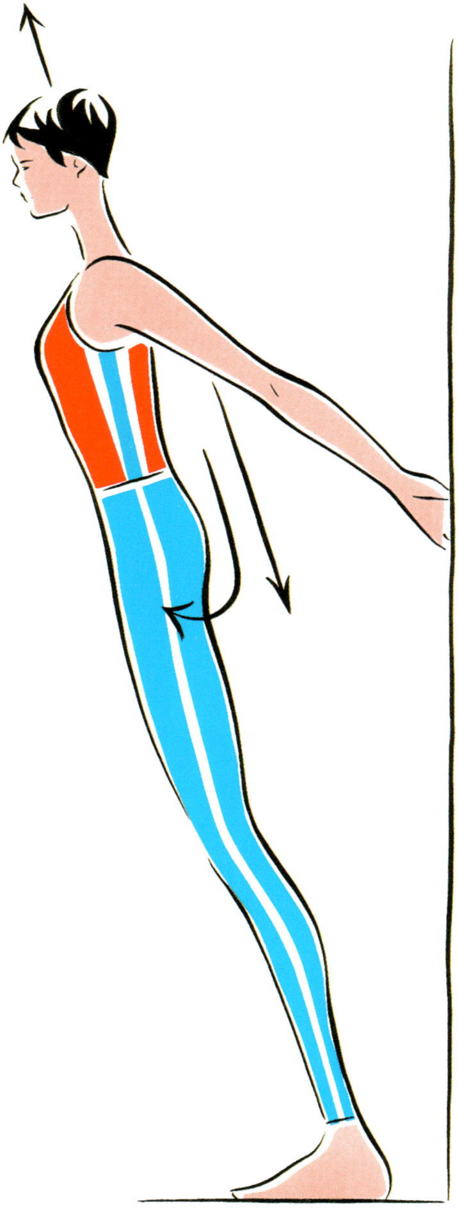

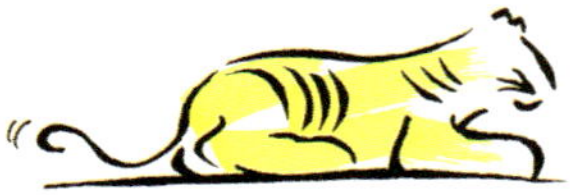

33. Tigertango

Was bewirkt die Übung?

Bringt die anatomische Funktionalität zurück in Ihr Becken: Gesteuert und balanciert vom Steißbein bewegt sich jede Beckenhälfte beim Gehen unabhängig voneinander. Indem die Hüfte leicht nach hinten-unten rotiert, gibt die Pfanne des Hüftgelenkes den Kopf des Oberschenkels in die ideale Position für den nächsten Schritt. Eine kleine Bewegung – mit enormer Wirkung. Allein dieser neue Gebrauch des Bewegungsapparates trainiert die tiefstliegenden Muskeln an Hüften und Becken so intensiv, dass Sie auch im hohen Alter den berüchtigten Bruch der Oberschenkelhälse nicht befürchten müssen! Sie sind noch so jung, dass Sie es sich gar nicht vorstellen können, je alt zu werden? Dann verspreche ich Ihnen den beschwingtesten, erotischsten Gang, den Sie sich vorstellen können. Und viel, viel Kraft fürs Surfen, Skaten, Snowboarden – Power für alle Ausfallschritte des Lebens.

Für wen ist sie geeignet?

Ein Muss für alle. Und keine Angst, wenn Sie an Arthrose der Hüftgelenke leiden: Die Übung führt Sie zu Beschwerdefreiheit.

Wie kann ich den Effekt in den Alltag einbauen?

Sie werden sich anders durchs Leben bewegen. Schneller, mit weniger Aufwand. Eleganter, mit viel weniger Arbeit. Nicht mehr. Aber auch nicht weniger.

- Mit dem Rücken zum seitlichen Türrahmen stehen, etwa eine Fußlänge entfernt.
- Leicht in die Knie, Sitzhöcker an den Rahmen setzen, Beckenboden aktivieren und in ziemlich flottem Tempo Wirbel um Wirbel am Rahmen aufrichten.
- Kopf nicht anlehnen, sondern den Kronenpunkt so weit es geht nach oben ausrichten, das bringt den Hals in die anatomisch gute Position. Kinn zu Hals in einem rechten Winkel.
- Drücken Sie den unteren Rücken fest an die Wand.

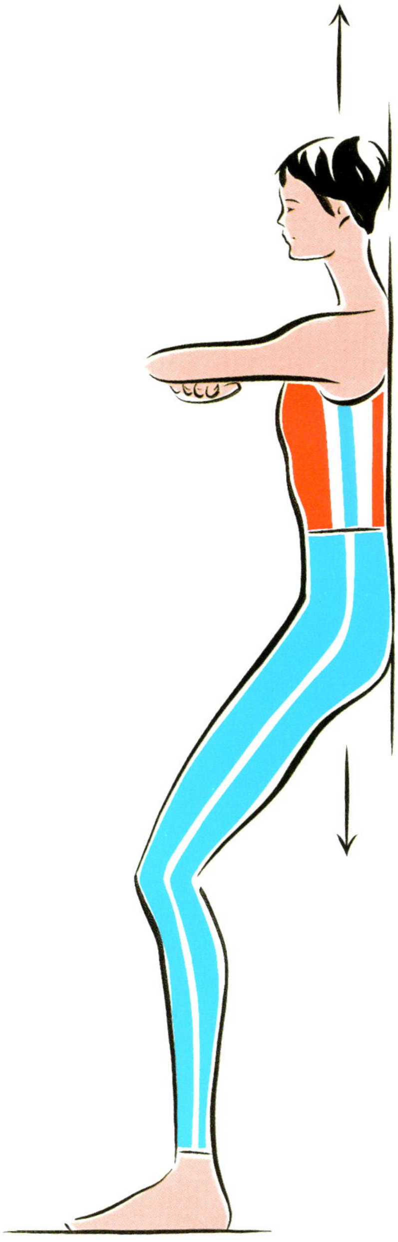

Phase 1

- Jetzt schieben Sie den rechten Sitzhöcker nach unten, ohne an der Position das Geringste zu verändern, sie rutschen weder rauf noch runter, sondern nutzen „nur" die Beweglichkeit der Kreuzbeingelenke und Beckenhälften.
- Dann den linken Sitzhöcker runterschieben – gleichzeitig kommt der rechte wieder an den ursprünglichen Ort zurück.
- Rechts, links, rechts, links – mit unbewegtem Oberkörper und unbewegten Knien einfach nur die natürliche Bewegungsspanne der Beckenhälften auskosten, rechts, links, rechts ...

Phase 2

- Wenn Ihnen Phase 1 geläufig ist und sehr geschmeidig funktioniert: Die gleiche Bewegung mit einseitig aktiviertem Beckenboden vornehmen, also rechts den Beckenboden „einschalten", Sitzbeinhöcker nach unten schieben, links den Beckenboden aktivieren, Sitzhöcker nach unten, rechts, links.
- Sobald Sie die Übung gleichmäßig im Schritttempo machen, gibt es eine dreidimensionale aufrechte Achterbewegung, ich nenne sie Rad dampfern oder rückwärts Rad fahren.
- Wichtig ist: Steiß- und Kreuzbeine entfernen sich keine Sekunde von der Wand, die ganze Bewegung entsteht aus dem Langmachen.

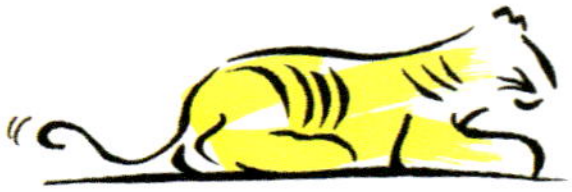

34. Junger Tiger auf Eis

Was bewirkt die Übung?

Die logische Fortsetzung des Tigertangos (Übung 33). Jetzt wird die kleine Becken-8 freischwebend gemacht. Außerdem koordiniert der junge Tiger auf dem Eis das Gleichgewicht – und kräftigt das bei den allermeisten Menschen unterentwickelte Quergewölbe des Vorfußes.

Für wen ist sie geeignet?

Für alle, die so gehen möchten, wie es die Evolution für den Menschen vorgesehen hat.

Wie kann ich den Effekt in den Alltag einbauen?

Beim Treppensteigen bewusst einsetzen, und zwar treppab genauso wie treppauf. Später beim Gehen, Walken, Laufen, Joggen. Die Kunst ist, sich entspannt an die Beckenrotation zu machen. Sobald Sie sich im Kopf verkrampfen, geht die natürliche Koordination verloren. Finden Sie ein schönes Bild für die Bewegung oder für das Gefühl, das dabei entsteht. Zwei Miniplaneten, die nebeneinander kreisen, eine Hantel, die sich im Raum dreht, eine Spindel, ein Rosenstiel mit Blüten an beiden Enden, die sich drehen – egal was. Schauen Sie mit dem geistigen Auge auf dieses Bild – der Körper wird es umsetzen.

Achtung: Solange Sie den Vorgang intellektuell umsetzen müssen, geht in der fließenden Bewegung kaum etwas. Lassen Sie dem Körper Zeit, die neuen Abläufe im Baukastensystem kennen zu lernen. Er wird Ihnen im neuen, ökonomischen und schönen Gehstil davonrennen, sobald er verstanden hat …

- Stellen Sie sich so auf eine Treppenstufe, dass Sie das Geländer oder die Wand zum Abstützen verwenden können.
- Schieben Sie sich so weit nach hinten, bis nur noch der vorderste Teil des Fußballens und die Zehen die Stufe berühren.
- Beckenboden aktivieren. Das Steißbein entspannt nach unten fließen lassen, dann Steiß- und Schambein Richtung Füße ziehen.
- Kronenpunkt zum Himmel ziehen, alle Wirbel ab Taille leicht nach oben ausrichten.
- Atmen nicht vergessen.

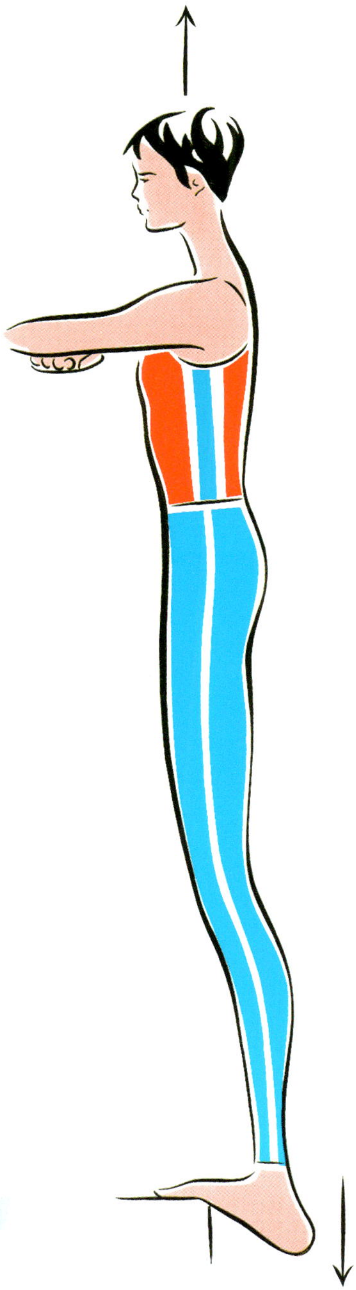

Fortsetzung dieser Übung auf der nächsten Seite

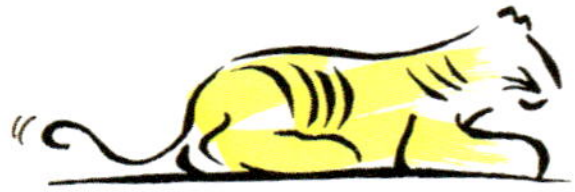

Fortsetzung von Seite 119

Phase 1

- Wenn es das Gleichgewicht zulässt: Geländer loslassen, Arme locker auf Schulterhöhe übereinander legen.
- Beide Fersen senken, so weit es geht. Die Zehen greifen die Stufe fest, docken wie Saugnäpfe an. Das ist wichtig.
- Fersen so gesenkt halten und langsam bis 10 zählen.
- Zurück in die Ausgangslage (horizontal, nicht auf die Zehenspitzen!). Entspannen.
- 3-mal wiederholen.

Phase 2

- Ihr Gleichgewicht ist erstarkt, also Geländer oder Wand loslassen. Die Fersen senken, so weit es geht. Die Zehen halten Sie auf der Stufe.
- Den linken Sitzhöcker nach unten schieben, *ohne* die Hüften oder das Knie zu bewegen. Einfach aus der vollkommenen Aufrichtung die Beweglichkeit des Beckens nutzen und den Sitzhöcker nach unten „verlängern".
- Den rechten.
- Den linken.
- Den rechten.
- Je 20-mal. (Stimmt, das kennen Sie schon aus Übung 8, Tiger auf dem Bauch.)

Phase 3

- Fersen senken, den linken Sitzhöcker nach unten schieben, den linken Beckenboden voll aktivieren und nach vorn-oben einen kleinen Kreis bilden, während …
- … der rechte Sitzhöcker nach unten zieht, der rechte Beckenboden voll aktiviert einen Kreis nach vorn-oben bildet, während …
- … und so weiter. Wenn Sie aus dem Rhythmus fallen, einfach wieder neu aufbauen und weitermachen.
- Achtung: Der Kronenpunkt ist immer nach oben ausgerichtet. Die Knie bleiben ganz ruhig, die Hüften auch. Die ganze Bewegung spielt sich zwischen Kreuzbeingelenken und Beckenboden ab.

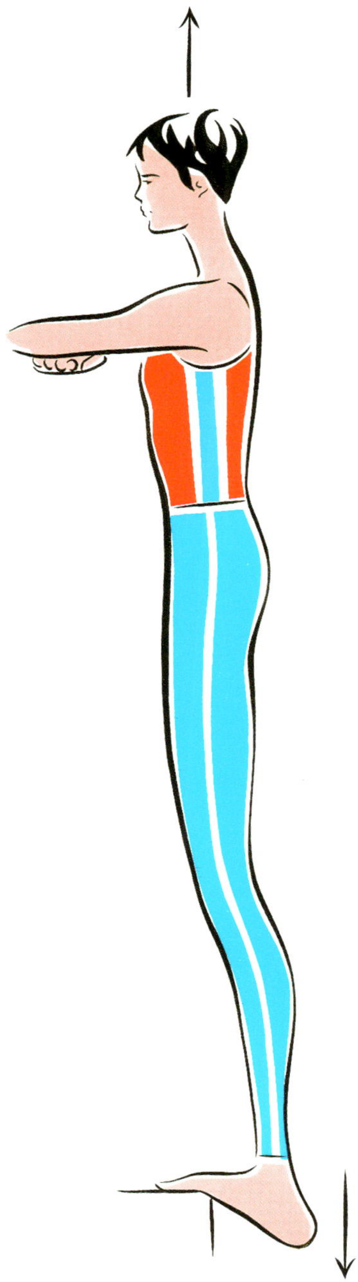

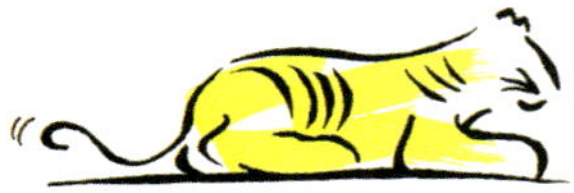

35. Tigertarzan

Was bewirkt die Übung?
Vermittelt Ihnen die Wahrnehmung für federleichte vertikale Ausrichtung. Hilft Ihnen, Verkrampfungen und Blockaden wahrzunehmen und aufzulösen.

Für wen ist sie geeignet?
Nicht geeignet bei akuten Schulterproblemen. Trainieren sie erst das Schulternsetzen nach außen-unten, wie in Übung 10 beschrieben. Sonst keine Einschränkungen. Auch für Rundrücken sehr heilsam.

Wie kann ich den Effekt in den Alltag einbauen?
Je öfter Sie die Übung durchführen, umso schneller wird der Tag kommen, an dem Sie in der perfekten vertikalen Ausrichtung aus dem Bett steigen.

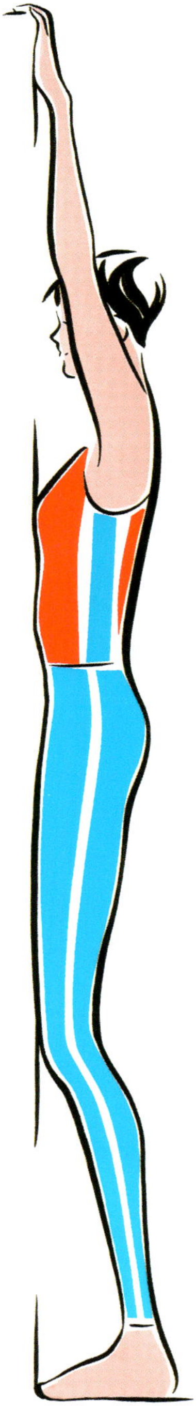

- Sie brauchen eine Tür ohne Rahmen, eine glatte Türe eines schweren Schrankes, ein zimmerhohes (geschlossenes) Fenster oder Ähnliches.
- Ich bleibe beim Beispiel der Tür. Schließen Sie die Tür, anfangs am besten mit dem Schlüssel.
- Stellen Sie sich mit parallel im natürlichen, zarten V ausgestellten Füßen davor, die Zehenspitzen berühren die Tür.
- Halten Sie den oberen Rahmen der Tür, nicht festkrallen, nur leicht auflegen. Bringen Sie den Körper zart ans Türblatt heran.
- Leicht ins Hohlkreuz, Beckenboden aktivieren, Steißbein nach unten fließen lassen.
- Steißbein und Schambein bewusst noch mehr Richtung Fersen ziehen, während Sie gleichzeitig :
- Den Kronenpunkt nach oben ausrichten, die Wirbel ab Taille leicht nach oben fließen lassen und Schultern entspannt nach außen-unten setzen.
- Jetzt liegt Ihr Körper ab Oberschenkel bis Schultern zart und leicht am Türblatt an.
- Entspannen, 5-mal wiederholen. Halten Sie die Größe und Leichtigkeit, wenn Sie vom Türblatt weggehen. Jedes Mal ein bisschen länger …

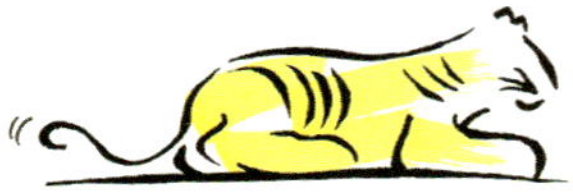

36. Königstiger

Was bewirkt die Übung?
Kräftigt den Rücken in der anatomisch optimalen Ausrichtung. Schult die Wahrnehmung für die geniale Vernetzung der Muskulatur.

Für wen ist sie geeignet?
Wenn sie eine extreme Tendenz zu Rundrücken haben, brauchen Sie jemanden, der Ihnen hilft, den Rücken gerade auszurichten. Bei Fehlstand der Schultern den Tiger am Fenster erst machen, wenn Sie gelernt haben, die Schultern nach außen-unten zu setzen und zu entspannen.

Wie kann ich den Effekt in den Alltag einbauen?
Wenn Sie sich beugen, um etwas aufzuheben. Jedes Mal, wenn Sie sich setzen und aufstehen, werden Sie von der Königstiger-Kraft Nutzen ziehen.

- Ideal sind eine Sprossenwand, eine fest montierte Ballettstange. Es geht ein stabiles Treppen- oder Balkongeländer. Es geht auch der Fenstersims, an dem Sie sich gut und stabil festhalten können.

Phase 1
- Auf Armdistanz vor dem Geländer stehen. Hände schulterbreit, festhalten.
- Tiefer in die Knie, der Oberkörper lehnt sich pfeilgerade vor, die Arme sind gestreckt, die Schultern nach außen-unten entspannt.
- Sitzhöcker nach hinten ziehen – ziehen – ziehen, den Kronenpunkt in die Gegenrichtung, bis der Rücken vollkommen gedehnt ist und wie ein schräg gestelltes Brett aussieht.

Phase 2
- Leicht ins Hohlkreuz, Beckenboden aktivieren, Steiß- und Schambein nach hinten ziehen.
- Die Wirbel des oberen Rückens in Richtung Kronenpunkt entspannen. Doch, ausprobieren, das geht, sogar sehr, sehr leicht, wenn Sie es zulassen.
- 5-mal wiederholen.

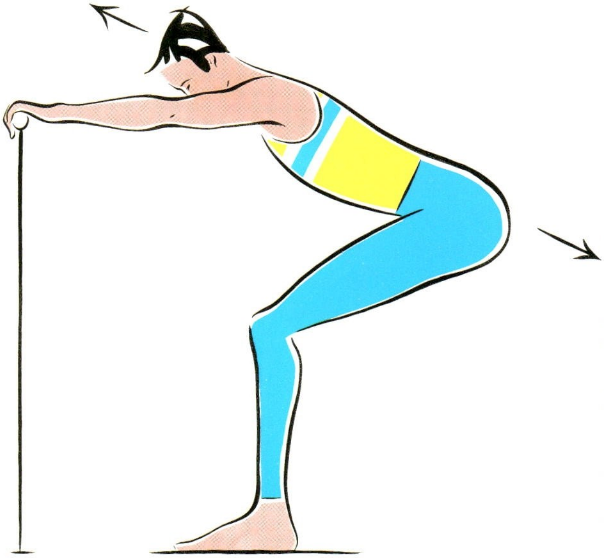

Phase 3

- Schieben Sie den rechten Sitzhöcker weiter nach hinten, bis das rechte Bein gestreckt ist.
- Die Hüften bleiben stabil und parallel, die Länge ist wieder in Becken und Hüften „versteckt".
- Entspannen, den linken Sitzhöcker nach hinten schieben. Entspannen, rechts. Je 5-mal.

Phase 4

- Knie gebeugt und entspannt, Arme gestreckt, Rücken gedehnt.
- Beckenboden voll aktivieren, und nur mit der Kraft des Beckenbodens den Körper leicht senken, heben, senken.
- 12-mal.

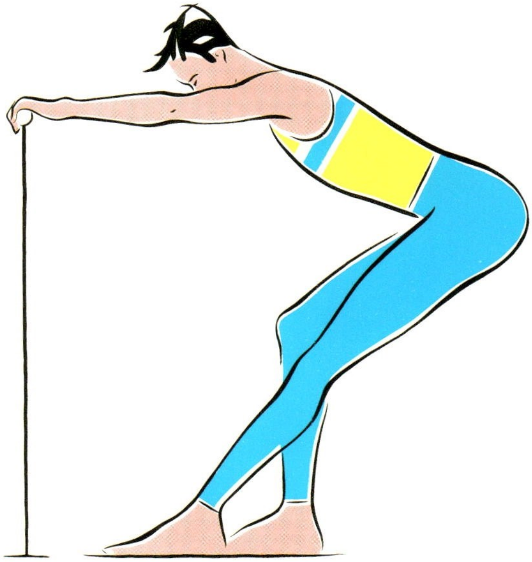

Wenn das Tiger Feeling ausbleibt

Wenn ich mein Gesäß und den Anus anspanne, ist das dann der Beckenboden?
Nein. Definitiv nein. Sie lesen das Buch ganz offensichtlich von hinten. Zurück zum Anfang. Kapitel überspringen bringt nichts. Glauben Sie mir einfach so viel: Wenn die Wiederentdeckung und Entwicklung des Beckenbodens so einfach wäre, so schriebe ich darüber keine Bücher.

Aber wenn ich beim Wasserlösen den Strahl anhalte, das ist doch der Beckenboden!
Das ist ein Teil des Beckenbodens, richtig. Die äußerste Schicht. Und wenn sie das können, den Urinstrahl anhalten, so wissen Sie doch schon ziemlich gut, wo der Beckenboden zu finden ist. In meinen Tigerübungen wird diese äußerste Schicht bewusst venachlässigt. Sie wird automatisch und anatomisch sinnvoll mittrainiert, wenn Sie mit der anspruchsvollsten, größten Schicht arbeiten, der innersten. Trainieren Sie nur die äußere Lage, so ist das, als äßen Sie vom Kuchen nur den Puderzucker.

Ich habe in einem Beckenbodentraining gelernt, den Schließmuskel der Vagina zusammen und tief in den Körper hineinzuziehen. Ist das falsch?
Ja, falsch. Die Vagina braucht kein Krafttraining. Im Gegenteil. Beim Sex und beim Gebären ist es wichtig, dass der Vaginamuskel entspannen kann, entspannen, entspannen, entspannen. Wird das falsch verstandene Beckenbodentraining übertrieben, droht Frauen der schmerzhafte Scheidenkrampf beim Verkehr (Vaginismus). Der Beckenboden ist, der Name sagt's, ein Boden, keine Röhre.

Ich kann bei den Übungen den Bauch nicht entspannen.
Streicheln Sie Ihren Bauch, bis er sich entspannt, entspannen Sie sich mental und übertragen Sie diese Entspannung mit den Händen auf den Bauch. Legen Sie ein schweres Kissen oder ein schweres Buch auf den Bauch. Wenn der in der Mitte von Schambein bis Brustbein steinhart ist und rund wie eine Röhre – zurück zu den Kontaktübungen, bis Sie das Röhren- vom Bodengefühl unterscheiden können.

Wie weiß ich, ob ich wirklich den Beckenboden aktiviere und nicht das Gesäß?
Ganz einfach: Kneifen Sie sich in die Pomuskeln. Sind sie entspannt, so ist es nicht das Gesäß. Tief unter den verpackenden Pomuskeln spüren Sie die tiefer liegenden Hüftmuskeln. Wenn diese angespannt sind, weil Sie die Sitzhöcker zusammengezogen haben – goldrichtig. Erinnern Sie sich, die Vernetzung der Beckenbodenmuskulatur mit jener des Rückens, des Bauchs, der Hüften, der Beine ist *das* Thema dieses Buches. Und das Ziel der Übungen.

Einige Antworten auf häufig gestellte Fragen

Bei mir verkrampft sich beim Üben alles – Hals, Schultern, Bauch, Beine …
Versuchen Sie's mit einem heißen Bad vor dem Training. Oder machen Sie die Übungen gleich nach dem Aufwachen, völlig entspannt und noch verschlafen. Rappeln Sie sich nach großer körperlicher Anstrengung zu einer Serie auf, wenn Sie fast nicht mehr können – und Sie werden es erleben: Je weniger Sie sich anstrengen, umso größer ist die Wirkung, der Übungen. Klingt paradox, weil uns ein Leben lang gesagt wird, es gebe ohne Fleiß kein Preis. Stimmt nicht. Die Rose blüht ohne Anstrengung. Der Spatz muss sich nicht verkrampfen, um auf dem Ast zu singen. Im Gegenteil. Mit dem Prinzip Anstrengung, Höchstleistung, Muskelkater, Schmerzen werden Sie mit diesem Programm nichts erreichen. Suchen Sie in jeder Position die Leichtigkeit. Selbst die anfangs vielleicht anstrengende vertikale Ausrichtung wird mit der Zeit so leicht wie der Flügelschlag eines Schmetterlings.

Ich habe gelernt, den Beckenboden zu aktivieren, indem ich das Becken kippe. Ist das richtig?
Hat nichts mit diesem Beckenbodentraining zu tun. Das knöcherne Becken liegt dann am besten, wenn es an der Wirbelsäule aufgerichtet ist. Sobald es nach vorn oder hinten gekippt wird, entstehen Belastungen für die Iliosakralgelenke, die Hüftgelenke, und es entstehen muskuläre Überanstrengungen einerseits, Verkürzungen andererseits. Mit diesem Programm erinnert sich Ihr Körper wieder an die optimale anatomische Ausrichtung und an die Kraft, die er aus sinnvoll trainierten Muskeln haben kann. Wenn Sie alle einzelnen Bausteine beherrschen, ergibt sich Geschmeidigkeit des Beckens und der Wirbelsäule. Aus diesem Grund integrieren auch immer mehr Bauchtänzerinnen und Anhängerinnen des Tantrismus Tiger Feeling in ihre Methoden.

Was ist aus dem berühmten Curl geworden, der im ersten Tiger Feeling vorkam?
Gut beobachtet – der Curl ist tatsächlich weg. Die neue, präzisere Formulierung: Steiß- und Schambein nach unten ziehen. Das verhindert, dass Sie die Bauch- und Hüftmuskulatur verkürzen. Kam bei der alten Beschreibung sehr oft vor. Wird eine meiner Beschreibungen missverstanden, so gebe ich nicht Ihnen, liebe Leserin, lieber Leser Schuld, sondern forsche nach einer unmissverständlichen Formulierung. Deshalb ist der Curl verschwunden.

Applaus! Sie haben es geschafft!

Nur der Anfang ist schwer. Sie werden es spüren: Nach drei Wochen Training können und wollen Sie nicht mehr „ohne Beckenboden leben"!

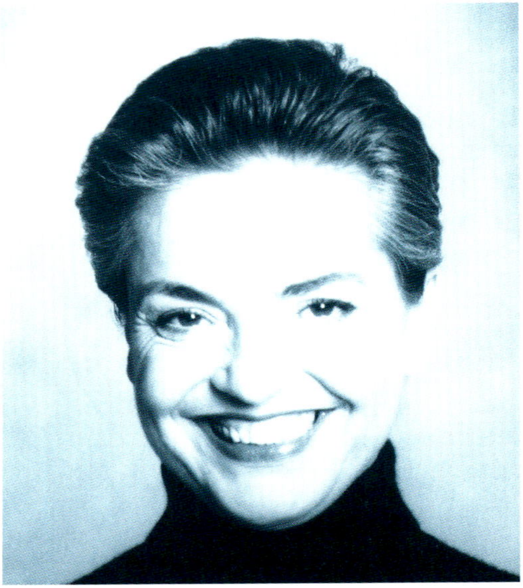

Benita Cantieni

Begründerin von CANTIENICA®-Methode
für Körperform & Haltung
CANTIENICA®-Beckenbodentraining
CANTIENICA®-Faceforming
CANTIENICA®-go

Autorin von

Lauf los! … aber richtig
ISBN 3-517-06520-X
Südwest Verlag, München 2001

Tiger Feeling® – Das sinnliche Beckenbodentraining
ISBN 3-517-06588-9, Südwest Verlag, München
Tiger Feeling® auch als Video erhältlich
ISBN 3-333-01031-3

Faceforming® – Das Anti-Falten-Programm für Ihr Gesicht
ISBN 3-517-06537-4, Südwest Verlag, München
Faceforming® auch als Video erhältlich
ISBN 3-333-01020-8

CANTIENICA® – Das Powerprogramm
ISBN 3-333-01022-4, Verlag Gesundheit, Berlin

CANTIENICA® – Das Rückenprogramm
ISBN 3-333-01032-1, Verlag Gesundheit, Berlin